開業医だからこそわかる

スタッフが辞めない歯科医院の作り方

沼澤秀之 著

東京都開業：実兄と都内で4医院を経営

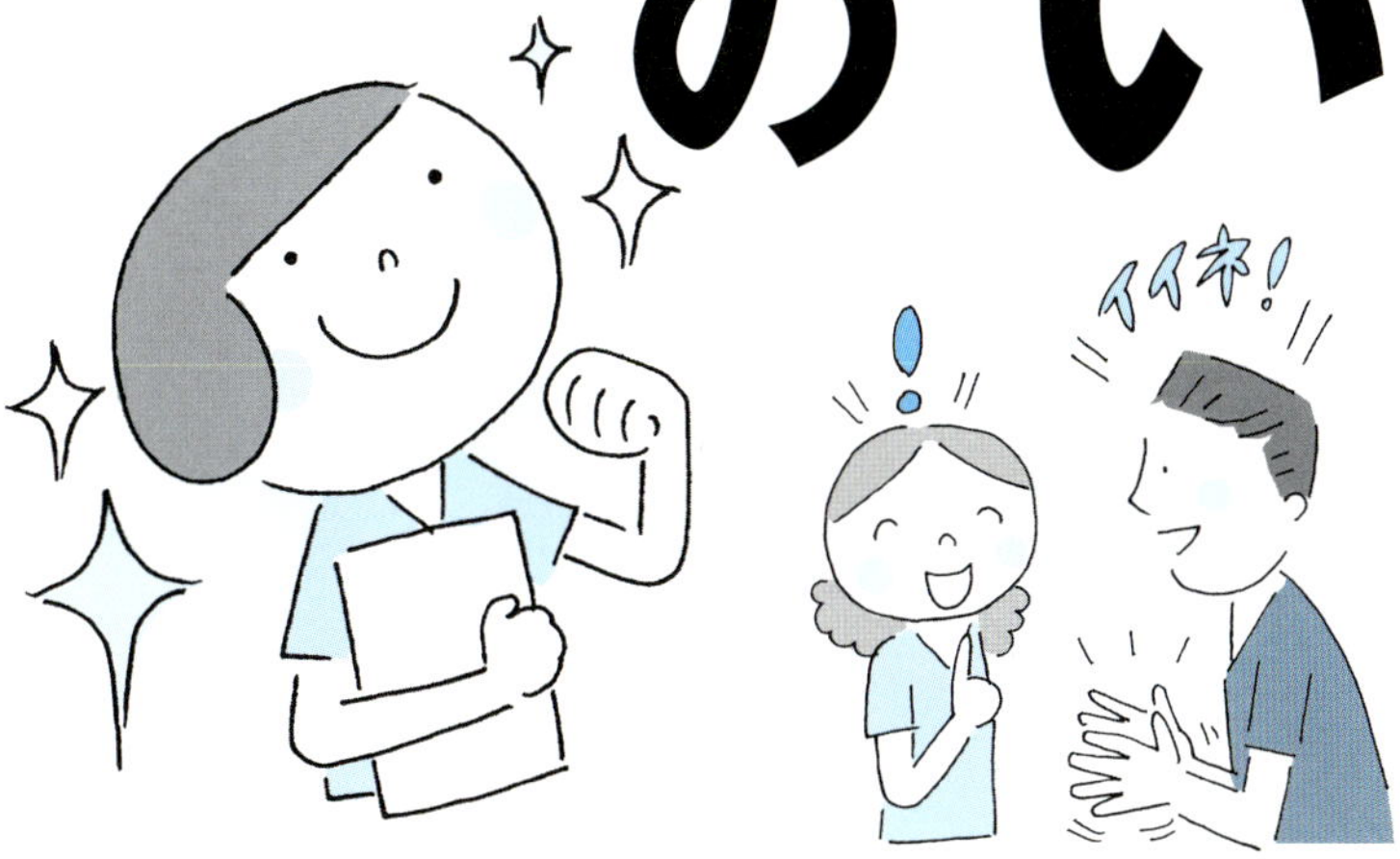

クインテッセンス出版株式会社　2019

QUINTESSENCE PUBLISHING

Berlin, Barcelona, Chicago, Istanbul, London, Milan, Moscow, New Delhi, Paris, Prague, São Paulo, Seoul, Singapore, Tokyo, Warsaw

まえがき

この本を手にされている皆様は少なからずスタッフの退職を機に医院運営に苦労した経験のある先生方とお察しします。当院でももちろん退職者がいないわけではありません。問題なのは、その辞め方や辞めなければならない理由にあるのです。そして、その問題点は医院によって違います。「あの時こうしておけば」というような後悔や懺悔の気持ちも数多く経験し、この本を通じて一人でも多くの院長先生に私と同じ失敗をしないでいただきたい、同時に一人でも多くのスタッフに皆様の医院を素敵な居場所と感じ、やりがいをもって働いていただきたい、そう心より願っています。

この本の中には読者である皆様に向けた「しつもん」がちりばめられています。文章の中にそれが登場した際、その先を読み進める前にその「しつもん」に対する答えを一度書き出してみていただきたいと思っています（巻末に回答欄を設けてあります）。そうしてから先を読み進めることでまた違った視点が出てくるものです。ぜひ行ってみてください。

医院を変えたいと思ったとき、本当に変えなければならないのは何なのか。自分は何も変わろうとせず、他人にあれこれと指示をしてみて本当の意味で医院は変わるのでしょうか？　変えなきゃならないことは皆さんの心の中にあります。それを教えてくれるのが「しつもん」です。皆さんの答えを私は知る由もありませんが、その答えに目を背けず向き合うことから始めていこうじゃありませんか。

この本を読み終わったとき、
どうなっていたら最高ですか？

【もくじ】

5章

1章

立ち止まって見直す

医院崩壊

私は歯科医師であり、コンサルティング会社のコンサルタントではありません。皆さんと同じように歯科医師として毎日診療に打ち込む臨床家であります。ただ、皆さんと違うことがあるとしたら、私は三代目の歯科医師であり両親の経営する歯科医院は学生の頃にはすでに4軒の医院展開をする医療法人でした。その跡取りとして「歯科医院経営」というものを臨床と両輪のようにとらえて育ってきたという点と、院長着任早々に「スタッフ全員自主退職」という荒波を越えなければならなかったことでしょうか。

興味が湧くようでしたらその荒波の話からしてみたいと思います……。

私は大学卒業後、3つ上の兄が父と同じ補綴医の道に進んでいたこともあり、法人に新しい風を吹かせるべく2人とは違う道を志し、口腔外科の大学院に進学しました。このころにはすでに法人での自分の仕事というのは医療だけではなく法人の健全な運営をイメージしていたように思います。しかし、開業医として戻るのであれば口腔外科だけではなく一般診療のレベルも向上させなければと考え、大学院卒業後は都内でインプラントセンターを開業されていた恩師の下に紹介され一般歯科に携わることになりました。しかし口腔外科出身の私は一般歯科の膨大な情報量に圧倒され、少しでも今の自身のレベルをまともなものにしなければ戻っても居場所などない気がして焦っていました。

そこではすばらしい師と仲間、関係者の方々とのご縁をいただき、貴重な3年間を必死に学び、卒業から8年目で意気揚々と実家の法人に戻りました。少し予定外だったことがあるとすれば、当時法人内ではユニット9台で、設備も整った「本院」ではなく、急な欠員のため分院格の医院に戻ったことでしょうか。その分院はユニット5台、歯科医師2名に歯科助手が3名というごく一般的な歯科医院で、特に他人に自慢できるような医院設備などはありませんでした。しかし学んできて医院に活かしたいことは山ほどあり、予防歯科をベースにした医院づくりのうえで低侵襲なインプラント治療を提供できる医院を目標に、まずはインプラントの機材などを少しずつそろえながら仕事のやりがいを感じ始めていました。

ところが、戻って間もない6月のある日、母でもある事務長が飛び込んできて「ここの医院のスタッフは全員タイムカードの不正をしている！」と唐突に告げられたのでした。

全員で口裏を合わせて残業代を水増しする不正が数年間にわたり繰り返されていました。給与計算を任せっきりにして不自然な打刻時間に疑問を抱けなかった旧体制にも問題はあったのですが、会議の末、全員1か月後に自主退職となってしまいました。1か月後にスタッフがいなくなる焦りから、面接に来た未経験の歯科助手を次々と面接の翌日から採用、出勤させました。

院内の雰囲気は想像にお任せしましょう……。1か月後に旧スタッフが退職、その後ろくにコミュニケーションを取ることもできなかった新人スタッフたちと新たなスタートとなるわけですが、これが順調なはずもありません。それを察した患者さんたちも医院を離れてしまいました。月レセプト数も半年後には100件ほど落ち込み、万事休す。いつしか予防歯科やインプラント治療のことなど頭のどこかに消えてなくなってしまったように思えたのでした。

そこで自分は、まずスタッフの皆とこれからどう付き合い、どう盛り上げて行ったらいいのか、そればかり考えることになりました。「マネジメント」、「リーダーシップ」、「自己啓発」、「コーチング」、「クレーム処理」、「ミーティング」、挙げればきりがないほどの、一見歯科とは関係のないと思われるような本を読み漁り、読み終えるたびに「そうか、ここがいけなかったのか！」と気づきを得てモチベーションに変え、歯科の本には興味も湧きませんでした。1年ほど経つと未経験助手も一人前に成長し、付け焼刃の受付もそれなりに良い雰囲気を作り出すまでになり、消えた100件のレセプトもいつの間にか元に戻っていました。

「他人の不幸は蜜の味」と言いますが、この話は今でこそ皆さんに勇気を与えるエピソードになるかと思うので紹介しました。当院がそこから約10年をかけ100人以上の面接、30名以上の採用、3回の増築、改装を経て1、2階の150坪に22台のユニット配管をもつ大型医院に成長を遂げるなど、院長の私でも想像できませんでした。大きい医院は他にもありますが、当院は30人ほぼ全員がフルタイムの社員であり、それぞれが自主的に動きコミュニケーションを盛んに取りながら生き生きと仕事に打ち込み、時にはモチベーションの下がったものを支え、励まし、お互いに感謝の言葉をかけあいながらここ数年で不本意な退職者を出していません。本書ではその実現のために必要な考え方をお伝えできたらと思います。

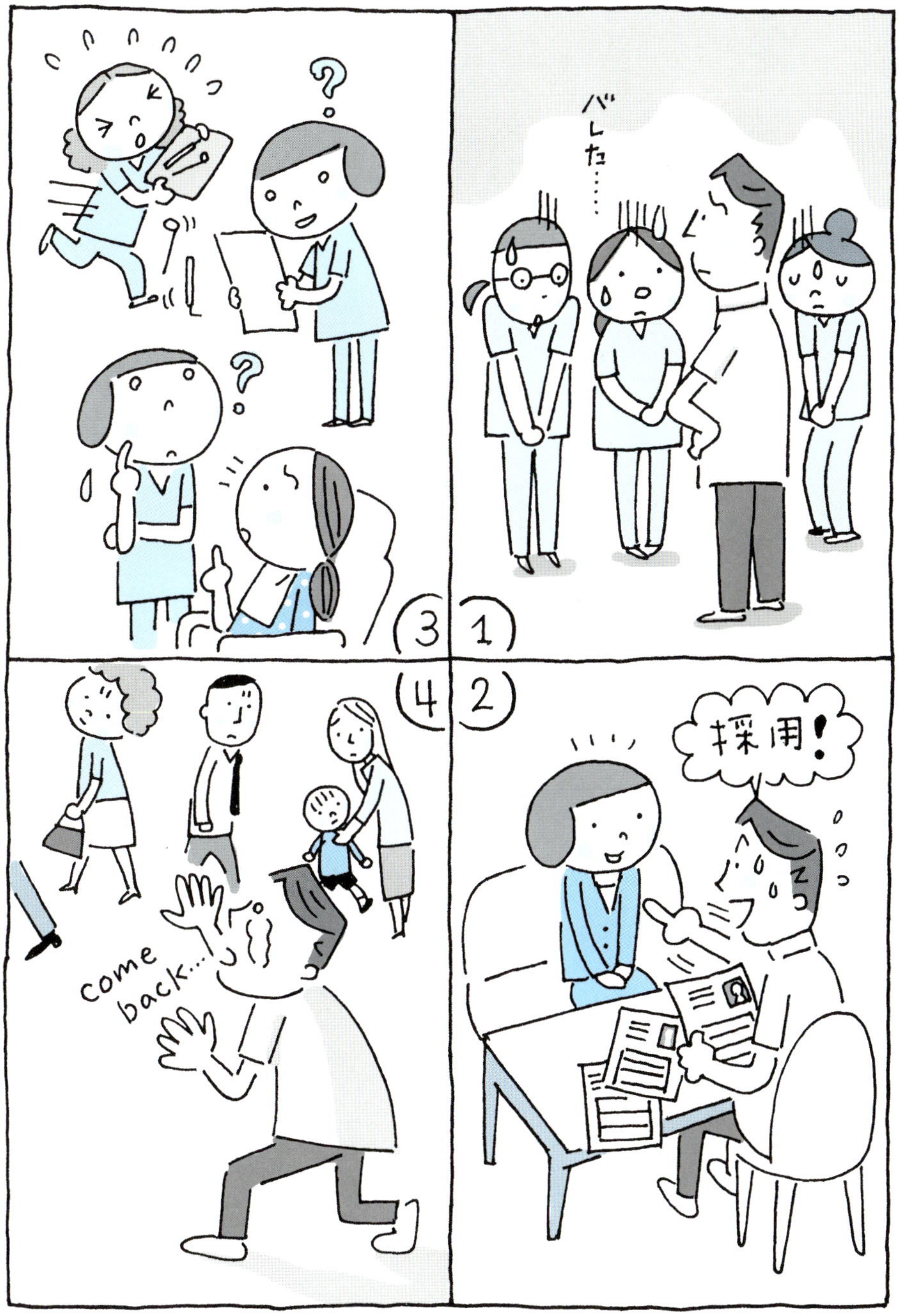

不正発覚による全員の退職、急な採用で荒れた院内からは患者さんも離れていく。

人を雇うということ

「院長は孤独」、これは正しくもあり誤ってもいます。唯一雇用者側の立場をとらなければならない院長はスタッフと利害関係が相反しているため、給与や休暇などについてたびたび意見が対立することもあり、孤独だと感じることも少なからずあると思います。しかし、これは院長とスタッフそれぞれの目的が「自分の成長」にあるために起こる相反とも言えます。**同じ目的のために手を取り合って進めたとしたらその孤独は小さくなっていくかもしれません。それを目指せるのが「スタッフが辞めない歯科医院」と言えるでしょう。**

人を雇うことの裏にはその人だけでなく、その人の両親や子どもたち、配偶者に至るまで関係者全員が満足のいく職場であることが求められます。日々起こる問題への対応は人任せにしてマネジメントを放りだしてしまうなら、一生勤務医でいるべきです。皆と手を取り合って問題を解決し、すぐれたチームを作っていくことを一生のライフワークとして、院長のすばらしい歯科医療をすばらしい形で患者さんに提供できる医院にしようではありませんか。

あなたは歯科医師として診療をすると同時に経営者として「マネジメント」をすると決めたわけですから、野球で言う選手兼監督を意味する「プレイングマネージャー」になる必要があるのです。

あなたは医院でどんな時に「孤独だ」と感じますか？

ブラック歯科医院ってどんなもの？

ある法律事務所が掲載していた「ブラック企業10の特徴」というのを見てみました。

①　長時間労働
②　休日が少ない
③　給料が低い
④　残業代が出ない
⑤　謎の雇用契約
⑥　従業員の入れ替わりが激しい
⑦　簡単に入社できる
⑧　上司、社長は絶対
⑨　パワハラ、セクハラ
⑩　精神論がよく出てくる

と書いてありました。

歯科医院と無関係に思えたでしょうか？　このうち3つ以上当てはまるようならあなたの歯科医院はブラック歯科医院かもしれません。

歯科医院のスタートは5〜10人ほどの言わば零細企業です。その社員はできるだけ休んでほしくないし、給料は安いほうが助かるし、少数精鋭でなければ困る、という背景は理解できます。しかしそこを改善できないようでは多くの退職者を出すのみです。ブラックからグレー、ホワイトと1つ1つ健全な体制にもっていくことが求められるのです。

院内の雰囲気がとてもよく、やりがいもあるのに雇用される側がどうしても納得いかないことがあるとすれば、それは労働基準法に照らし合わせた時に説明のつかない部分がいつまでたっても改善されない場合です。

たとえばスタッフたちは以下のようなことを求めているはずです。

・社会保険完備
・法定以上の有給休暇日数
・有給休暇消化率100%
・給与算定されない時間外労働がない（残業代がつかない勉強会など）
・昼休み中の業務がない（電話対応、昼に行うミーティングなど）

時間がかかる問題もあるでしょうし、決心がつかないこともあると思います。でも少しずつでも前進しようとすることが大事なのでがんばってください。

健全でない部分はどこですか？

何か問題点があったとき、その解決順の決め方として横軸に緊急か緊急じゃないか、縦軸に重要か重要じゃないかをとり（18頁）４つに分けた時、

①　緊急で重要な物事
②　緊急ではないが重要な物事
③　緊急だが重要ではない物事
④　緊急ではなくかつ重要でもない物事

の順に取り掛かるとすぐに片付いてしまうこともあります。

たとえば、院長自身が決断しどこかに電話一本かければ済んでしまうようなものはすぐ解決してしまいますし、多額の資金投資が必要なことなどは簡単に行動を起こすのは危険です。まずは今ある問題を整理して取り掛かることも院長の責務となるのです。

	緊急	緊急でない
重要	Ⅰ 最優先 オートクレーブが故障した、など	Ⅱ 早期着手 半年後に産休に入るスタッフに対しての準備、など
重要でない	Ⅲ 指示案件 ゴミ箱が壊れた、など	Ⅳ ストック議題 トイレの電球が暗い、など

重要度と緊急度は院長の主観だけではなく、スタッフの意見も汲んで決定する。
視覚的に整理することで優先順位を把握しやすくなる。

スタッフの「人生最高の脇役」になれ

もし自分がスタッフの親だったら、子どもの勤務先はどんな歯科医院であってほしいですか？　わが子の仕事に対して正当な対価が支払われ、法令上の権利はすべて認められ、精神的に健全であり、願わくばやりがいをもってその仕事にかかわれて、自己の成長ができていることが望ましくはないでしょうか。実はそのようなことがすべて実現できている歯科医院は非常に少ないと言えます。「欲求の段階」とも関係しています。それについてはのちほど詳しくお話ししていきたいと思います。

皆さんは開業という道を選び、「誰か」を雇用する立場になったわけです。その「誰か」にはその人を心底愛する両親がいて健全な職場で自己成長してほしいと願っています。あなたの人生の中で、「今まで勤務した医院の院長」は主役ですか？　それとも、あなたが主役でしたか？　もちろんあなたですよね。

あなたの医院はそのスタッフの一時の職場として登場した単なる脇役にすぎません。しかし、その職場がその人の考え方や人生を大きく左右するほどすばらしい職場であったとき、あなたはそのスタッフの「人生最高の脇役」になることができるのです。

あなたが歯科医師を志すきっかけになった一言を投げかけてくれた恩師、高校時代の部活動のコーチ、大学院で世話になった医局の先輩や教授などあなたが駆け出しのころ、人生を方向付けてくれた人がいるはずです。勤め始めた時のあなたの医院のスタッフもどんな職場に行こうか悩みに悩んで半ば賭けのように飛び込んできただけです。そんな迷える子羊がすばらしい指導者と職場（人生最高の脇役）に逢えれば「この先生に、この職場についていこう」、「この職場を盛り上げたい」と思うはずです。

私自身周囲を顧みず突っ走っていた頃、ある先輩経営者に「あなたはスタッフの人生最高の脇役になりなさい」、「一人ひとりを特別扱いしなさい」と諭されたことをよく覚えています。

一人ひとりを特別扱いするというのは当時意味がよくわかりませんでしたが、今はその意味が少しわかる気がしています。その人にしかできない特別な仕事を任せることも特別扱いなのだと。スタッフに「自分が輝ける職場に出会えた」そう思ってもらえていたら、いつの間にかあなたは人生最高の脇役になれているのかもしれません。しかし間違ってもそこで見返りを求めてはいけませんよ。なぜならあなたは「脇役」なのですから。

あなたの「人生最高の脇役」は誰ですか?

1章　まとめ

（1）医院が崩壊しても悪いことばかりではありません。もし旧体制で同じことを実現しようとしていたら、もっと時間がかかっていたかもしれません。同じタイミングで入ったスタッフの強い仲間意識も時に力になるものです。

（2）歯科医院は立派な一つの企業体です。人を雇用する以上、変わっていく法令に合わせて**他の企業と同等の待遇が必要**になります。見直してみましょう。

（3）スタッフが心地よく働くためにはまず**スタッフ一人ひとりの人生を応援する**ことから始めるべきだと考えています。心から応援できれば、相手の身になって色々アイデアがわいてくるでしょう。

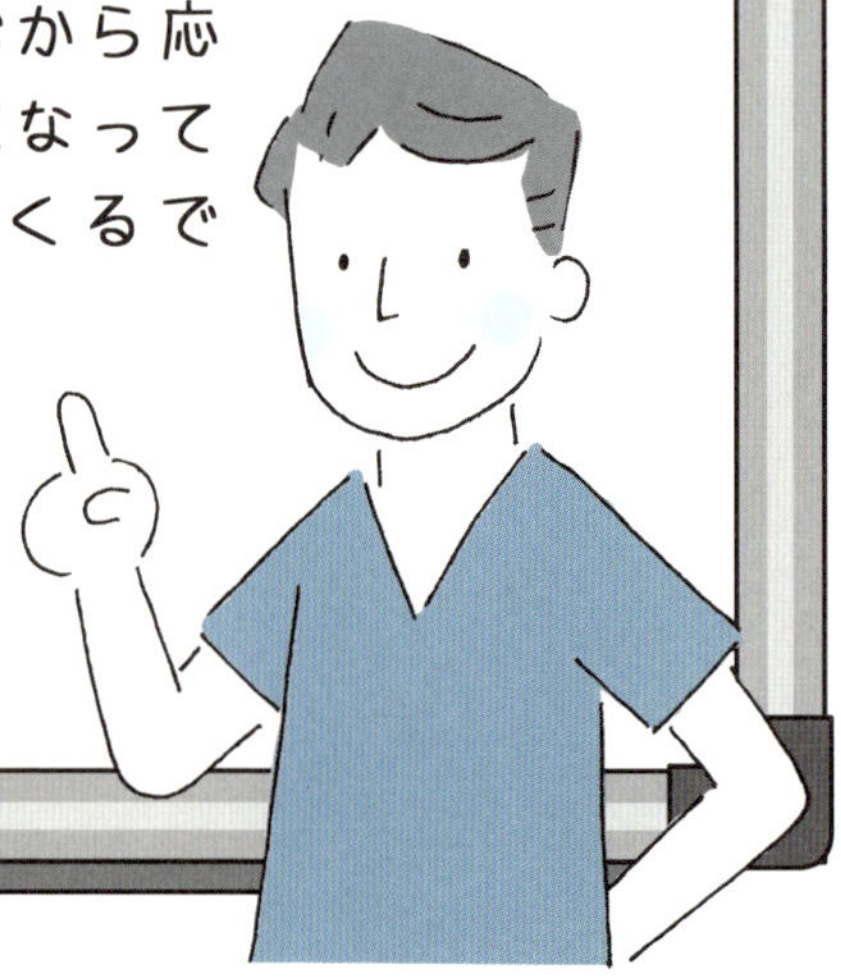

2章

こころの仕組み

歯科医師という生き物

歯科医師という資格を持った人たちを周りの人たちはどう思って見ているのでしょうか？

歯科医業を取り巻くヒエラルキーの頂点に君臨する歯科医師は「先生、先生！」と持ち上げられ、歯科技工士、メーカー、ディーラー、コ・デンタルのスタッフたちに高圧的で、同時にプライドが高く、自分より学歴のないものを蔑み、スタッフをまるで自分の奴隷かのように扱い、気に入らなければパワハラに近い圧力をかけ退職に追い込む始末。そんなに歯科医師って偉いんでしょうか？

自分の胸に手をあてて思い返してみてください。このような人物像とかけ離れた人格者だという自信はありますか？　周りは一般的な歯科医師に対してそんなイメージを少なからず持っているということを肝に銘じておく必要があります。歯科医院は周りの企業やスタッフ達に支えられて初めて成り立ちます。持ちつ持たれつ、周りに感謝する気持ちを忘れずに、気遣いを怠らず仕事をすれば周りも自然と応援したくなるものです。周りから応援される歯科医院こそ本当の意味で成功に近づきます。**まず自分の医院スタッフが自分の医院を応援し誇りに思っていなければ元も子もありません。**

スタッフは医院の何を応援してくれていますか？

桃太郎院長

さて、皆さんは昔話の「桃太郎」を当然ご存じでしょう。桃太郎が犬、猿、雉を仲間に、村人を困らせている鬼を鬼ヶ島に退治しに向かい、見事成敗して村人たちから称賛されるストーリーが爽快で気持ちがいい昔話です。

実はこの桃太郎が院長だったら実にレベルの高い院長であると言えます。なぜなら桃太郎はチームマネジメントなどを到底できそうもない若者です。これは経営やマネジメントを勉強せずにいきなり院長という経営者になる歯科医師と重なります。雇っているのはスタッフ同様に、犬、猿、雉というまったく違う特徴を持った3人の部下。ましてや犬と猿など仲が悪い象徴のような2人を含んでいるのです。これらの部下を吉備団子だけで手懐けようと思ったらどうでしょうか？　猿は「なぜ自分のほうが優秀なのに吉備団子の数が犬と同じなのか」と訴えてくるかもしれません。そこで桃太郎がうまかったのは、目的を「村人たちのためにチームで鬼退治を成功させること」に置いたところです。また3人の使い方も絶妙です。同じことをさせるのではなく、それぞれの特徴を生かした戦い方を指示し見事チームでの勝利を勝ち取っています。それぞれへの報酬はわずかな吉備団子とそれを補って余りある村人からの惜しげのない賛辞だったに違いありません。

ここでの学びは、経営者は皆に同じことをさせ給与で評価するのではなく、**それぞれの特徴にあった仕**

事をさせて、その結果利益を得る第三者からの感謝の言葉をやりがいに変えることがもっとも質の高いチームを築く礎になるということでしょう。歯科医院に置き換えれば、スタッフ同士や患者さんからの「感謝」となるわけです。

ある歯科医院のフィクションに置き換えてみましょう。

ある日、鬼ヶ島歯科医院では院長の桃田先生とスタッフたちが開業5周年記念の内覧会を企画中。見た目も華やかで楽しいことが大好きな雉本さんはアイデア豊富な仕切り屋さん。いろんな意見を出してくれますが資料の整理などは苦手です。そこで堅実派の猿田さんの出番です。アイデアを実現するための下調べや資料整理などを担当し、さまざまな視点から比較検討したうえで院長に提示しています。院長は献身的にお手伝いしてくれる犬飼さんと飾りつけや買い出しなどを行い、内覧会当日は全員で見学者への説明をがんばりました。その結果、内覧会はたくさんの方に医院をお褒めいただき大成功に終わったのでした（この4人をあとで解説する「4つのタイプ分け」でどう分かれるか読み返してみると面白いですよ）。

ついつい院長はスタッフのダメなところを責めてしまいがちです。しかし一人ひとりにはとてもすばらしい部分がたくさんあります。そしてそのすばらしい部分にこそ医院を成功に導き、本人のやりがいに変わる働き方が眠っているのです。スタッフの「良いところ探し」をがんばってみてください。

スタッフと鬼退治に行くならどう戦いますか？

新しいモチベーションの時代

戦後日本は団塊の世代と言われる先輩方が「終身雇用」を保証してくれる会社に忠誠を誓い、高度経済成長の時代を乗り切ってきました。そこでは安定と引き換えに当然のように時間外労働が行われ企業の成長、経済の成長が築かれてきました。しかし代償としてさまざまな社会問題を引き起こしてしまった側面もあります。続く時代は終身雇用とは決別し成果主義の世界、成績による給与の差別化を求め「モーレツ社員」などの流行語を生み出しました。

こうして成熟した経済において先進国の仲間入りを果たし、平成も終わった今、いわゆる「ゆとり世代」という競争を良しとしない中で育ってきた世代は競争による成果主義にもNOを突き付けたのです。さて、この時代の企業というのは何を重んじ何を与えることが正解なのか。いまだその答えが出たとは言い難いですが、見え始めたものもあると考えています。

そのヒントは次世代のモチベーションコントロールです。現代の被雇用者はやりがいのあるところ、自分を必要としてくれるところに長く勤めようとする傾向が強いのです。歯科医院も例外ではありません。それはもちろん資格によっても違いますが、歯科医院にはたった3種類の職種しか存在しません。つまり歯科医師、歯科衛生士、歯科助手（広義の意味で受付を含む）です。**歯科医院はこの3つの職種に対しそれぞれのやりがいを与えられる仕組みを作りさえすればいいのです。**

簡単そうに書きましたが、実はそう簡単でもありません。歯科医師はこうしたことを学ばずに開業してしまうため、人を雇うようになって初めて自分以外の人間のモチベーションの仕組みを知る必要性に気付くのです。自分のモチベーションさえコントロールできないにもかかわらず、他人をコントロールすることなど容易にできるはずがないのです。

まずはご自身のモチベーションの維持を心がける必要があるでしょう。講習会に行ってモチベーションが上がる人や趣味に没頭する時間をとって翌日からの活力に変える人など、自分がどんな時にモチベーションが上がり、どんな時に下がるのかを知ることも大切です。

院長自身が充実していることは非常に重要で、その充実度はスタッフに対する態度に現れていきますし、院長のネガティブな発言や無関心な態度、暗い表情はスタッフにマイナスな影響をもたらしてしまいます。自分を満たすことで、バイタリティに溢れ、笑顔にあふれた院長像を常に維持できることが理想と言えるでしょう。

どんな時にモチベーションが上がりますか？

承認されたいスタッフ
～マズローの5段階欲求～

「人は生まれながらに生きるうえでの欲求というものを持っている」。50年以上前に活躍した米国の心理学者アブラハム・ハロルド・マズロー（Abraham Harold Maslow）氏は人間の欲求について「欲求5段階説」を唱え左のように説明しています。人間の欲求には、

① 生理的欲求
② 安全の欲求
③ 所属と愛の欲求
④ 承認欲求
⑤ 自己実現欲求

の5段階がある。（『マズロー心理学入門』中野明著、アルテ刊）

この5段階の欲求がなぜスタッフが辞めないことにつながるのでしょうか？　人は誰でもこれらの欲求を持っているのです。職場というのは人間生活の中でもっとも長い時間を過ごす重要な場であるため、これらの欲求が虐げられたり満たされないスタッフが、自分の居るべき場所ではないと悟り辞めていくのは当然なのです。では、それぞれの欲求について見ていきましょう。

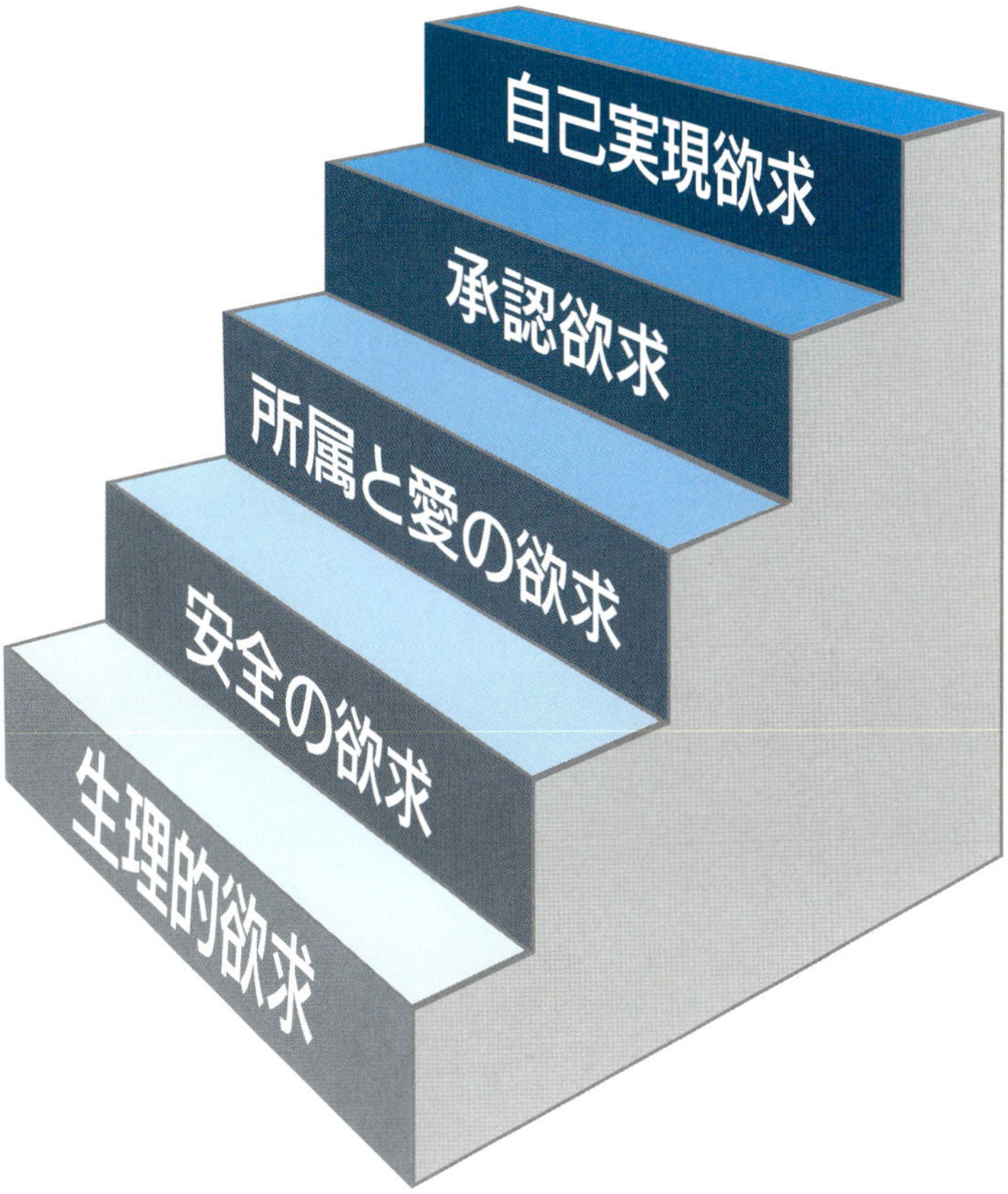

５段階の欲求のうち、歯科医院では所属と愛の欲求以上に注意し、
承認欲求をもっとも重視する。

①もっとも低次元な欲求は「生理的欲求」です。生命を維持するために必要な「眠い」、「お腹がすいた」など生理的に起こる変化を達成したい欲求があります。それが叶わないというのは、トイレに行かせてもらえないとか、息を吸わせてもらえないとかいう極端なものになってきますので、ここはマネジメント上問題にはならないと思います。

②次に「安全の欲求」です。危険な目に遭いたくない、安全な家に住みたいなど、これもある程度歯科医院に応募してくる前に達成されていることがほとんどであり、マネジメントに影響することは稀です。しかしながら自院が極端に滅菌レベルが低く、スタッフが感染の危機にさらされているような環境であるならば身の危険を感じ辞めていくこともあるかもしれません。あとはいきなり院長が包丁を振り回してくるなんてことがあるならば……やめてください。

③続く「所属と愛の欲求」からが重要です。まず人間は孤独でいることよりも家族であったり、社会の中で何かのグループに属したりすることで充足感を得る生き物であるということを知る必要があります。つまり医院に迎えたとしても皆からつまはじきにされ孤独を感じてしまう環境しか用意できなければ、自然と辞めていくことになるというわけです。こればかりはスタッフ間の性格や考え方の不一致があり、うまくいかないことは多々あります。しかしそれを仕方がないと思ってはいけません。多くのメンバーがその性格の不一致を受け入れられる文化が必要とも言えます。これは性格のタイプ分けの項でまたお話しするとします。

④もっとも重要なのは「承認欲求」です。自分が必要とされていることを実感した時に満たされる欲求です。良い成績を達成し「すごいなー」、「さすがですね」と称賛を受けた時のような充足感から、ちょっと散らかっていたところを片付けたときに言われた、「サンキュー」のようなほんのちょっとした感謝の言葉でもこの承認欲求にかかわってきます。私の経験上、歯科スタッフには看護師や介護士同様にホスピタリティーの高い人間が多いため、このような「承認」でモチベーションを維持できる人がより多いと考えています。では具体的にどうしたらいいのでしょうか？

歯科医院の場合、「ありがとう」という言葉が承認欲求を満たしていくのです。夫婦間でも当たり前のことに「ありがとう」という言葉がないばかりに夫婦げんかが絶えず、離婚に至る話を聞いたことはないでしょうか。たった2人しかいない夫婦の中で「ありがとう」が言えなければお互いの個人活動に対して一切承認欲求が満たされることはないため、離婚に近づくのは当然の結果と言えるのです。

歯科医院は複数の人間同士がともにコミュニティーを形成しています。その誰から承認されてもこの欲求は満たされます。しかしもっとも影響力が大きいのは当然院長ということはどの医院でも共通して言えると思います。逆に承認していない態度、「苛立ち」や「暴言」などを院長自ら続けているようなら、他からの承認がいくらかあったとしてもスタッフが辞めていくことは避けられないでしょう。つまり院長は全員のスタッフに何かしてもらったら「ありがとう」、「助かるよ」、「さすがだね」、「ほんとすごいね」などの「承認ターム（term）」を毎日連発していただきたいのです。急に始めるとかなり気持ち悪いですが、気にせず行ってみましょう。スタッフの顔付きが目に見えて変わってくるはずです。

もう1つ、自分が何もしなくても皆の承認欲求を満たす方法があります。お互いが自然と「ありがとう」を言える環境を作るということです。当院ではできるだけすべてのスタッフにさまざまな仕事の担当ないしチーフを担ってもらっています。

あまり難しく考えずに簡単なことでもいいんです。新人の歓迎会の幹事であってもOKです。必要な条件だけ伝えてすべて任せ立派に幹事を務めあげてもらいます。そしてその歓迎会の場でもその労をねぎらってあげるのです。当然周りのスタッフからも「○○さんありがとう、大変だったでしょう?」というような感謝のセリフが集まるはずです。ベテランになればなるほど難しい仕事のチーフを任せると良いと思います。

全体のチーフ、歯科衛生士チーフ、歯科助手チーフ、受付チーフ、在庫チーフ、アロマチーフ、飾りつけチーフ、イベント企画チーフ、宴会チーフなど、「そんなのチーフじゃないでしょ」と思うようなものでもいいです。これについてはあの人に訊こうというような棲み分けをすることが重要で、それをし慣れない他のスタッフからは自然と「ありがとう」、「さすがだね」という承認が集まるのです。スタッフの数が増えていくと、院長が一人ひとりとコミュニケーションをとる時間やタイミングが自然と減っていきます。いくら自分が「ありがとう」と声をかけたくても1日中話さない日などざらに出てきます。そんなときこのチーフ作戦は承認の穴を埋めてくれる大事な機能を果たすシステムとなるのです。

⑤最後に「自己実現欲求」です。自らが描くあるべき姿へと成長しそれを達成する充足感で満たされる欲求です。まだまだ経験の浅い私ではありますが、今までの経験によると、今いる環境に自分のやるべきことはなくなったと、上のステップを目指し飛び出して行ってしまうケースというのが15人に1人ぐらいの割合で存在します。マズローはこの欲求が満たされている人は10%以下だとも言っています。

歯科衛生士は、おのずとこの欲求の向かいどころも歯科医院の中で満たされていくことが多いのに対して、歯科助手や受付はそもそも職場が歯科医院に限定されないので、「自分はここでもうこれ以上成長できない」とか「もっとやりたいことが出てきた」といったような次のステップへのモチベーションが爆発し歯科医院を辞めるといったケースをまれにみます。応援をしつつ送り出すのも一つですが、対策がないわけではありません。

それは、**その職種の職域を広げる努力をし続ける**ということです。当院では歯科衛生士と歯科助手の仕事をできるだけ分業し、診療補助は歯科助手の仕事、歯科衛生業務は歯科衛生士の仕事というように歯科助手の仕事のフィールドを確保しておくようにしています。また、受付が完璧にこなせるようになったら、「患者さんのカウンセリング」や「補綴装置の説明」や「外科術前の細かな注意事項の説明」など、より難度の高い仕事を合わせ「やりつくせないほどのやりがい」を作ってあげるなど、その人の成長にあった仕事を次々に任せていく、つまりその人の特徴や長所に合わせて仕事を作ってしまえばいいのです。踏み出した一歩の下に常に踏み石があるようにすること、これは院長先生がかなり頭を柔らかくしないとできないことですが、スタッフのためにぜひ考え抜いてみてください。

２章　まとめ

（１）歯科医師の多くは「勘違い人間」です。「自分は偉い」、「自分は特別」という思い上がりは他人からのフィードバックを軽視することにつながり、医院もご自身も成長しません。あなたが歯科医師なのはあなたが特別だからではありません。

（２）桃太郎のようにスタッフをうまく活躍させて医院の成果を上げることが歯科医院の一つの目標でもあります。そのためにはスタッフの特徴をよく理解し適材適所で生かすということがとても大事になるでしょう。

（３）モチベーションの形は時代とともにどんどん変わっていきます。個人差はありますが、現在の主流は「承認されることでのやりがい」です。一人ひとりにどんな承認が必要なのか見つけていくことでスタッフの顔付きは変わっていくでしょう。

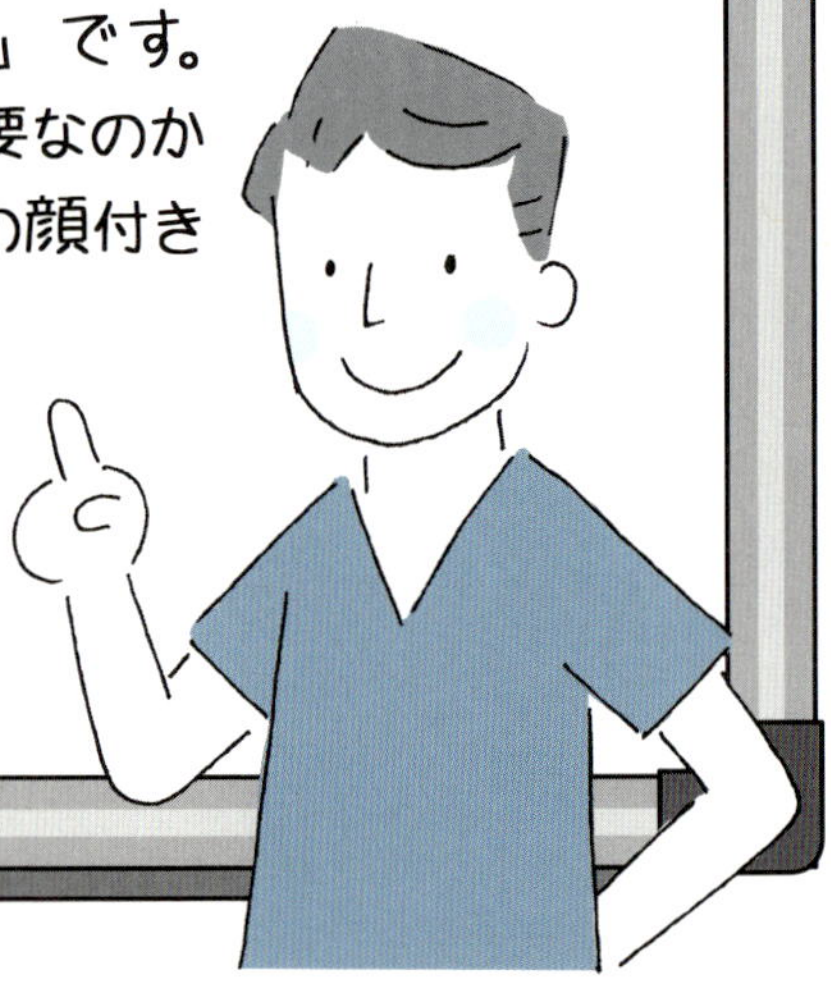

3章

しつもん

「しつもん」とは？

皆さんはコーチングというスキルを聞いたことがあるでしょうか。さまざまなコミュニケーションスキルを駆使しながら、対象者を本人の「向かうべき道」へいざなう会話の技術ですが、数ある中で「効果的な質問」というスキルが存在します。「なんでこんなことしたの？」とか「どうしてこれができないの？」のような尋問ともとらえられる質問ではありません。ここでは、それらを省いたコーチング的な質問を「しつもん」と呼ぶことにしましょう。

この「しつもん」は非常に大きな力を持っています。人はしつもんされるとその答えをぐるぐると頭の中で探し始めます。しつもんに答えられないのを本能的に脳が嫌がるのです。そうするとそれに答えるための情報を頭の中で整理しその時点、その環境で思いつく答えを導き出すようにできているのです。

一方で、答えが出ないような深いしつもんも存在します。そのようなしつもんを受け、答えが出ないと、数日あるいは数か月にわたってその答えを探し続けることになるのです。そしてある日突然さまざまなものがつながって答えにたどり着くことがあります。皆さんも経験したことはないでしょうか。ずっともやもやしていた友人から言われた一言に、「そうだ、あの時答えられなかった答えはこれだ！」と急にその答えに行きつくようなことが。では、スタッフが辞めないことと「しつもん」にはどんな関係があるのでしょうか？

たとえば遅刻の多いスタッフに「どうやったら遅刻しないようにできると思う？」と聞いたとします。そうすると、そのスタッフは遅刻するまでのプロセスを思い出し「ここが原因かな」ということを導き出していきます。そして、その改善策を伝えてくれるでしょう。そこで皆さんは**「いいね、それやってみてよ」と言えばいいだけ**なのです。

個人個人で遅刻の原因は違います。低血圧だったり、二度寝だったり、一緒に暮らす家族が原因だったり、電車の本数だったり……。これはそのスタッフの遅刻が減ればいいわけで、方法は何でもいいのです。解決策をこちらから押し付けることさえしなければよいのです。

少し理解していただけたでしょうか。一人ひとりは違う個人でありその人の表面上の問題点を自分の経験論からアドバイスをして改善しようとすることにあまり効果は期待できないのです。また他人に言われたことは聞きたくないもので、自分で導き出した答えは守りたくなるのです。

前述のような面談の中からそのスタッフが二度寝しないように「起きたらすぐに家族のいるテレビのついたリビングに移動する」と改善策を伝えてくれたとします。それを数か月後に「どうしてそうしたの?」ともう一度聞くと「自分で決めました」と答えるのです。院長との面談がきっかけで決まったのですが、「院長と相談して決めた」とは微塵も思っていませんでした。それが「しつもん」が成功した証でもあるのです。

このエピソードから「そうか、質問すればいいのか!」と思われた先生方もたくさんいると思いますが、重要なのは最初にした「どうやったら遅刻しないようにできると思う?」というのが「しつもん」であり「疑問」や「尋問」ではないことです。「どうやったら遅刻しないようにできると思う?」という聞き方は自己解決を促すための聞き方なのですが、その理由を自分が知りたいがための**「なんで遅刻するの?」という「尋問」のような聞き方をすると説教を受けたくないためにその遅刻を正当化する「言い訳」を始めてしまいます。**するとなんの解決にも至らないどころか、そのスタッフは心をどんどん閉ざしていくでしょう。

面談を嫌がり、警戒するようになるなら面談自体意味がないものになってしまうのです。

院長は、ある程度スタッフにこうしてほしいという要望を持つことは当然必要だと思います。しかしただ怒っても思ったようには改善しません。先の例ではそのスタッフの遅刻という問題点を「しつもん」で解決し、コミュニケーションをとることで、そのスタッフの規範の向上とコミュニケーションの量の確保が同時に達成できました。

コミュニケーションの「量」と「良好な関係」はある程度比例します。「何となく好きじゃないと思っていた人が話してみたらすごく話しやすくて今では仲が良い」というような話はよくあることで、コミュニケーションの量自体が絶対的に不足しているとまるで嫌いなのではないかと錯覚してしまうことがよくあるのです。

コミュニケーションをとるために何ができますか？

4つのタイプ分け

さて、コミュニケーションをするうえで絶対に避けられないことは、自分以外の人格とかかわらなければコミュニケーションは成立しえないということです。自分以外の人格は自分が思いも寄らないことを言ってみたり、時には理解の及ばない論点で自分を攻め立ててきたりします。「この人は何なのだろう?」という疑問を抱いたまま良い関係性など築きようもないのです。

それはスタッフ間でも同じです。Aさんの言っていることがBさんにはまったく共感できなければ、スタッフ間のいざこざにつながります。それらをゼロにできるとは言いませんが、その可能性を低くするための確度の高い方法をご紹介したいと思います。

ユングのタイプ論をもとにしたコミュニケーションのタイプ分けというものは多数存在しますが、今回紹介するのは(株)コーチ・エィのCSI(communication style inventory for coaching)(『4つのタイプ』鈴木義幸著、Discover 21刊)と呼ばれている「コミュニケーションスタイルによる4つのタイプ分け」です。このタイプ分けに自分も含めたスタッフ全員を分けてみると、その傾向や行動が非常に納得いくものになります。

まずは自分がどんなタイプなのかを知る必要があります。

やり方は簡単です。いくつかの簡単な質問に答えてそれを採点すればいいのです。次頁よりCSIの簡易版を載せておきますので、まずはご自身でやってみましょう。自身のタイプを知ることも大変重要です。

Communication Style Inventory 簡易版

以下は、株式会社コーチ・エィのCSI（コミュニケーション・スタイル・インベントリー）からの抜粋です。完全版ではありませんが（実際には設問がこの倍の40項目あります）、傾向を見ることは可能です。

あなたの日頃の人とのかかわり方やものの考え方を振り返り、下の項目について、該当する数字を○で囲んでください。

1＝よくあてはまる　**2**＝あてはまる
3＝あまりあてはまらない　**4**＝あてはまらない

1	自己主張することが下手だと思う	1　2　3　4
2	常に未来に対して情熱を持っているほうだ	1　2　3　4
3	他人のためにしたことを感謝されないと悔しく思うことがよくある	1　2　3　4
4	嫌なことは嫌と、はっきり言える	1　2　3　4
5	人にはなかなか気を許さない	1　2　3　4
6	人から楽しい人とよく言われる	1　2　3　4
7	短い時間にできるだけ多くのことをしようとする	1　2　3　4
8	失敗しても立ち直りが早い	1　2　3　4

9	人からものを頼まれるとなかなかNOと言えない	1　2　3　4
10	たくさんの情報を検討してから決断をくだす	1　2　3　4
11	人の話を聞くことよりも自分が話していることのほうが多い	1　2　3　4
12	どちらかというと人見知りするほうだ	1　2　3　4
13	自分と他人をよく比較する	1　2　3　4
14	変化に強く適応力がある	1　2　3　4
15	何事も自分の感情を表現することが苦手だ	1　2　3　4
16	相手の好き嫌いにかかわらず、人の世話をしてしまうほうだ	1　2　3　4
17	自分が思ったことはストレートに言う	1　2　3　4
18	仕事の出来栄えについて人から認められたい	1　2　3　4
19	競争心が強い	1　2　3　4
20	何事でも完全にしないと気がすまない	1　2　3　4

■採点方法

表の数字は設問番号を表します。表に各設問に対するあなたの回答の数字を書き込み、その合計点を記入したのち、計算式にしたがって各タイプの点数を出してください。

コントローラーの点数＝11 ー下記合計点　　点

4	7	17	19	20	合計点

プロモーターの点数＝ 12 ー下記合計点　　点

2	6	8	11	14	合計点

サポーターの点数＝12 ー下記合計点　　点

3	9	13	16	18	合計点

アナライザーの点数＝13 ー下記合計点　　点

1	5	10	12	15	合計点

■診断方法

右ページで算出された各タイプの点数を下の表にマークしてみてください。
いちばん数値が高いものが、あなたが傾向の強いタイプです。

	コントローラー	プロモーター	サポーター	アナライザー
以上 +5				
+4				
+3				
+2				
+1				
0				
−1				
−2				
−3				
−4				
−5 以下				

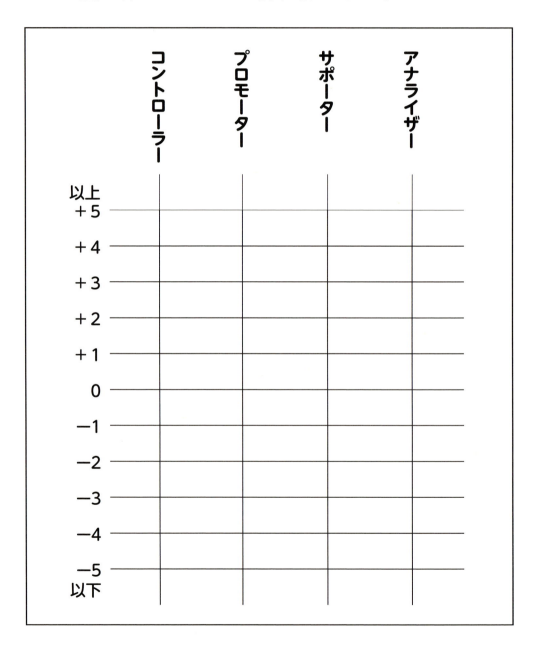

そのタイプ分けについて特徴や考え方の傾向などを見ていきましょう。

コントローラー（Controller）

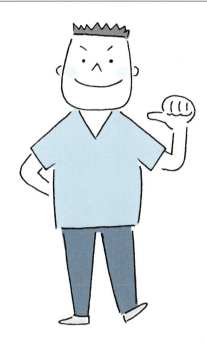

【特徴】

行動的でエネルギッシュ。思いどおりにしたがる。他人の不正や偽善を暴露することを使命と考える。正直であけっぴろげ。過剰に快感を求め、依存しやすい。自分の内面に目を向けるのは苦手。

【このタイプをコーチングする時は、ココに注意！】

彼らはきれいごとをならべる性質があるが、粘り強く会話をして本音を聞き出す。相手が揚げ足を取ったり、討論をしかけてきたりしても応じず、率直に話す。コーチ側が選択肢や問題を用意して支配的な態度を見せてはいけない。短時間で仕事をこなす人を尊敬するタイプなので、時間を区切って短時間で済ませる。

プロモーター（Promoter）

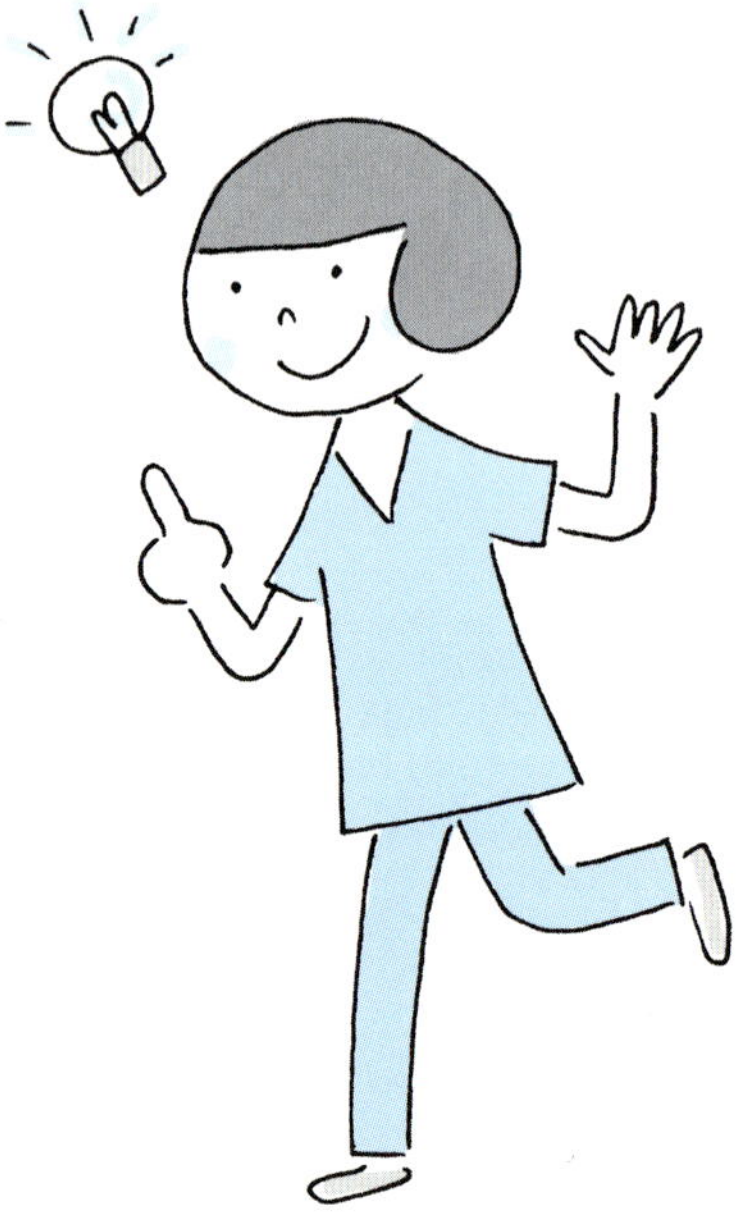

【特徴】

アイデアが豊富で創造力がある。楽しいことが好き。計画を立てるのは苦手。悪く言えば飽きっぽく、良く言えば変化への順応性が高い。包括的な仮説を立てる才能がある。アイデアは成り行き任せで非現実的だが、新しい可能性を見つける。仕切るのが好きで、得意でもある。

【このタイプをコーチングする時は、ココに注意！】

自信家だが、論理的で説得力のある物言いには耳を傾けるので論理的に話す。彼らの出すアイデアは面白いが、実現するのは難しそうな場合がある。でも、それをむげに却下しない。まず肯定し、そのうえで新たなテーマを提案する。

サポーター（Supporter）

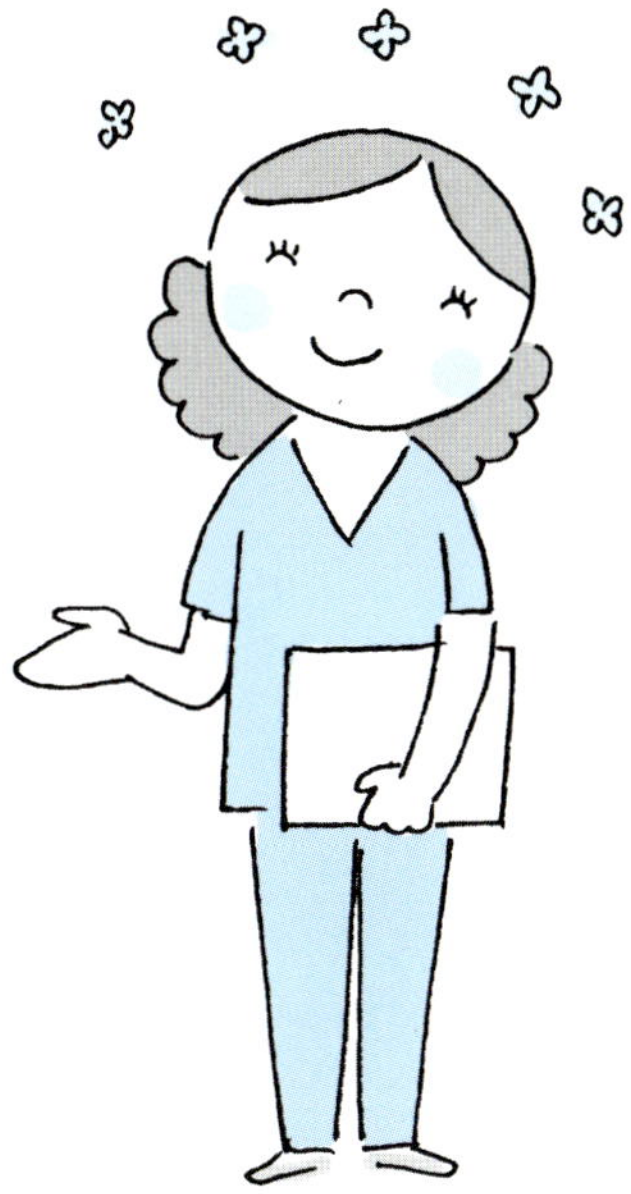

【特徴】

人を援助したがる。温かく、穏やか。職場では協調性が高く、意欲もある。計画や目標を立てることに関心がない。決断には時間がかかる。人の心を読むのが得意。直感力がある。感情に基づいて判断する。

【このタイプをコーチングする時は、ココに注意！】

誰に対しても「いい人」をやってしまうのが特徴。そこで相手の表情や手の動き、間合いの取り方などの非言語表現を観察して本音を知るのがポイント。自分が注いだ愛情に対して、相手に代償を求める傾向があり、そうしてもらえないと、激しく攻撃してくることもある。彼らの仕事を認め、安心して実績を上げさせると良い。時に自発的に提案するように促すと成長が早い。

アナライザー（Analyzer）

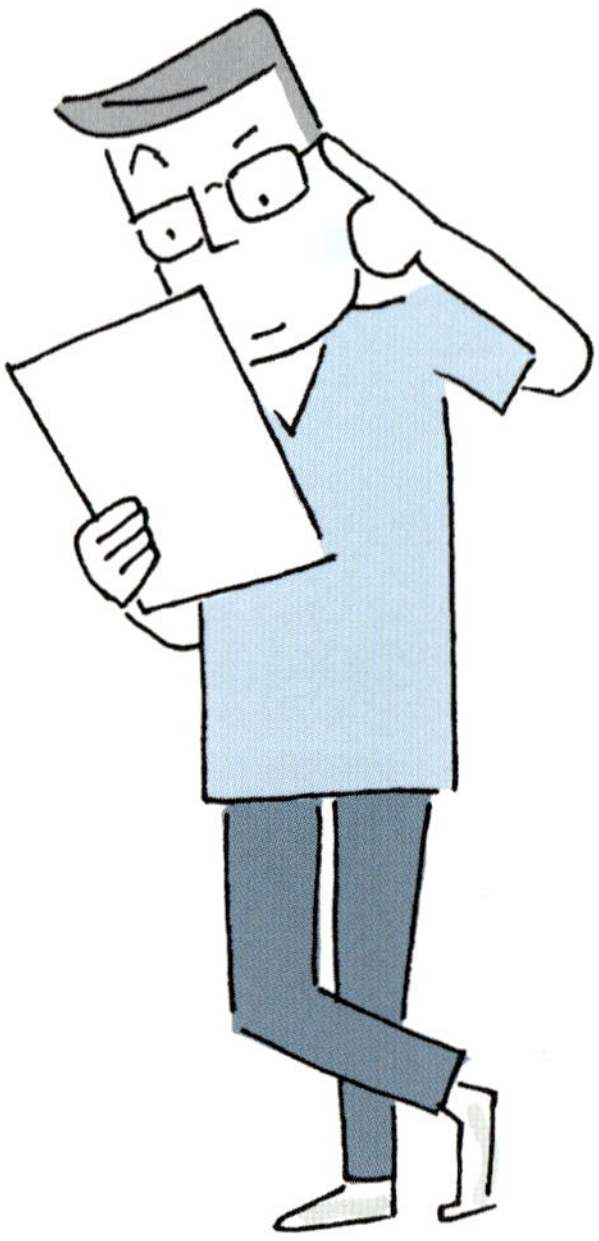

【特徴】

物事に取り組むとき、データに基づく分析から始める。計画を立て、粘り強く、最後までやりとげる。変化や混乱には弱い。理解力や洞察力が高く、的確な意思決定ができる。明確で論理的な話し方をする。

【このタイプをコーチングする時は、ココに注意！】

新しいことに対し、早急に決断を下さない性格なので、決断するためのデータを与え、後で考えを聞くなどの配慮が必要となる。感情を表に出さないので、表情などから簡単に彼らの心境を読もうとしないこと。彼らは予期しない出来事に遭うとパニックになりやすい。したがって、新しい任務を与える時は、任務の達成目標、メンバーの構成員の数などを細かく伝えること。事前に枠組みを知らせてさえいれば、その枠の中で自分を十分に表現してくれる。

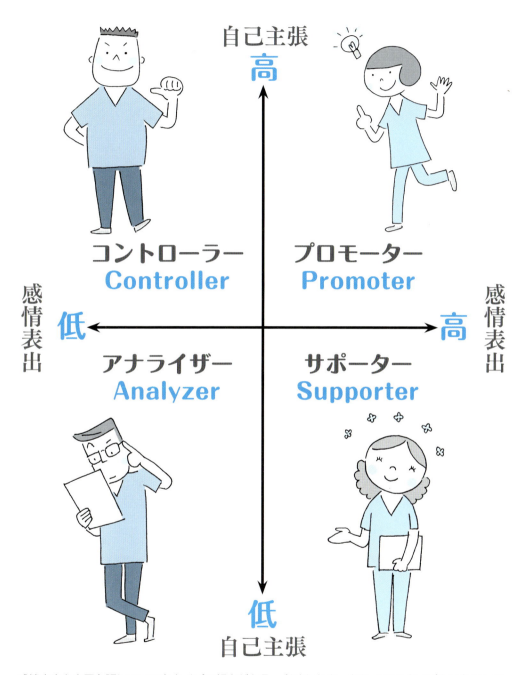

感情表出と自己主張について各タイプで傾向がある。必ずしもきっちり４つのタイプということではなく、中間のタイプも存在する。

他人はすぐには変わらない

「ふつうこう考えるでしょ」、「変だ、変わってる」、「この人はおかしい」、「やる気がない」など以前は自分の考え方と違う考えを持つ者は普通じゃない、何かが欠落しているのでは、と思っていました。多くの場合、学歴で劣るスタッフを「教養がないせいなのでは?」などと自分のエゴからくる勘違いで頭を悩ませ、教育と称して「普通はこういう風に考えるものだ」と繰り返し説いてきました。もしかしたら皆さんも少なからずそういう思いを経験されてはいないでしょうか。しかしそれは間違っているのです。

確かに生活環境や受けてきた教育などがまったく関係しないとは思いませんが、それよりも大きく違うのは人格そのものです。ものの考え方や望むものそのものが到底理解の及ばない「違う人格」。ましてや「ゆとり世代」、「悟り世代」などといわれ競争をよしとしない社会で育まれた世代はそもそも仕事に対しあまり執着せず自己成長に興味の薄いスタッフもいます。また私たちが相手にする女性スタッフのなかには、さまざまなライフイベントを想定し野心的に仕事に携わらない人もいるのかもしれません。でも、それぞれに思う目標があって日々精一杯がんばってくれている。そこで**相手を理解しようと歩み寄れるかどうかが大きなカギになってくる**のです。

たとえばAさんにやってもらいたい仕事があって、「Aさんはコントローラータイプだから自分が納得しないと絶対やってくれないだろうな。Aさんが納得してくれるような資料を探してみよう」。そう考えて依頼した結果、Aさんは喜んでその仕事を引き受けてくれたとします。院長とAさんどちらが歩み寄ったのでしょうか？　そう、院長が歩み寄っているのです。CS－Iのようなものの力を借りて他の人格を理解しようと歩み寄ると違った側面が見えてくるし、物事が円滑に進んでいくのです。

「他人は変わらない」。その答えは**自分が変わる**ということなのです。米国の精神科医であるウイリアム・グラッサー（William Glasser）博士が提唱した「選択理論心理学」の中では、幸せな人間関係を築こうとした場合、変えにくいものよりも変えやすいものを変えることに力を注ぐことのほうが有効であると言っています。まさにこれはそういう発想の転換なのです。チームの人数が増えていくと自分がわかっているだけでは不十分になってきます。そう、スタッフ同士がそれをお互い理解していないとそこら中で意見のぶつかり合いが発生してしまうのです。つまりこのタイプ分けは**院内の皆が知っている性格把握の共通言語**にしていく必要があるのです。

当院ではすべてのスタッフがどのタイプなのか前述のグラフに書き込み、皆がいつでも見られるようにしてありますし、新しいスタッフが入るとすぐにこのテストを行うため、既存のスタッフが「新人はどんなタイプでしたか？」と興味津々で聞いてくることがほとんどです。そして勤務初日から皆がそれに対応したコミュニケーションを取り始めてくれるというわけです。このユングのタイプ論をもとにしたタイプ分けの方法は他にも存在します。注意していただきたいのはこれが心理学をベースに作られているものであり、占いのようなものとは異なる点です。タイプが分けられればなんでも良いというわけではありません。

変えやすいものは何ですか？

「しつもん」をする人が持つべきマインド
～シャンパンタワーの法則～

「魔法の質問」という独自のメソッドで国内外で「自分らしく生きる」活動を広げられているマツダミヒロさんが言うには、「一生懸命傾ける情熱をどの階層に注ぐかでその幸せがいきわたる人数が違う」そうで、それを表したのが「シャンパンタワーの法則」といいます。1番上は自分、2番目は家族、3番目は友人やスタッフ、その家族など、1番下が患者さんなどのいわゆる顧客とします。多くの人たちは「仕事を一生懸命やる＝顧客に情熱を注ぐ」となるわけですが、院長が患者さんのためだけに情熱を傾けてばかりだと家族や自分の時間を削り、体力を削り、患者さんのためを思うばかりにスタッフにあたり散らすような悪循環も目にします。

しかしその情熱の注ぎ先を自分に向けてあげると、大好きなことができた結果自分の心が満たされ、心に余裕が出た結果家族にも優しくなり、家族の満足度が上がり、家庭が円満であればスタッフにも優しくなれたり友人の困難にも目が届くようになれたりします。こうして満たされた気持ちでかかわる人たちの満足度やモチベーションも上げていくことができ、ひいては多くの人間が患者さんのために力を発揮できるようになり、最終的には顧客の満足度も上がるという考え方です。

まだまだ私も自分自身に注げているのかわかりませんが、少なくとも今している仕事が好きで、家族を引っ掻き回すほどのストレスを感じていないことから、ある意味自分に注げているのかもしれないと考えています。なぜこんな話をするのかというと、**スタッフが長く勤められる医院のリーダーは広い視野をもって医院全体をコントロールすることが求められる**からです。そのため心に余裕をもって一人ひとりの体調や精神状態まで推し量りながら優しい心で対応する必要があるのです。

京セラやKDDIなどを創業した稲盛和夫さんは『心。』という本の中で「人生を意のままにするには自らの心を育てなさい」と説いています。稲盛さんが日本航空（JAL）の再生を任されたとき、リーダー教育の講義で皆に言ったことは「一生懸命に仕事に打ち込む」、「感謝の気持ちを忘れない」、「常に謙虚で素直な心を持つ」など子どもの頃から親に言われてきたような一見幼稚にも思えることだったそうです。困惑するリーダースタッフたちに対し稲盛さんはこう続けました。「皆さんが幼稚と言い、あたりまえと言う、とてもシンプルなこれらの考え方を皆さんは知識として持っているかもしれませんが、決して身についてはいないし、実践できてもいません」と粘り強くその心に再生のきっかけがあることを説いたのです。その結果JALの業績は見事にV字回復を果たしたそうです。

私たち院長はどうでしょうか。目を閉じて毎日の自分の行動、言動を思い返してみてください。おのずと自分でわかるはずですよね。しつもんをする人は「心」を満たし、謙虚で誠実な「心」を持ち、さえぎらずに話を聞けるという準備が必要なのです。

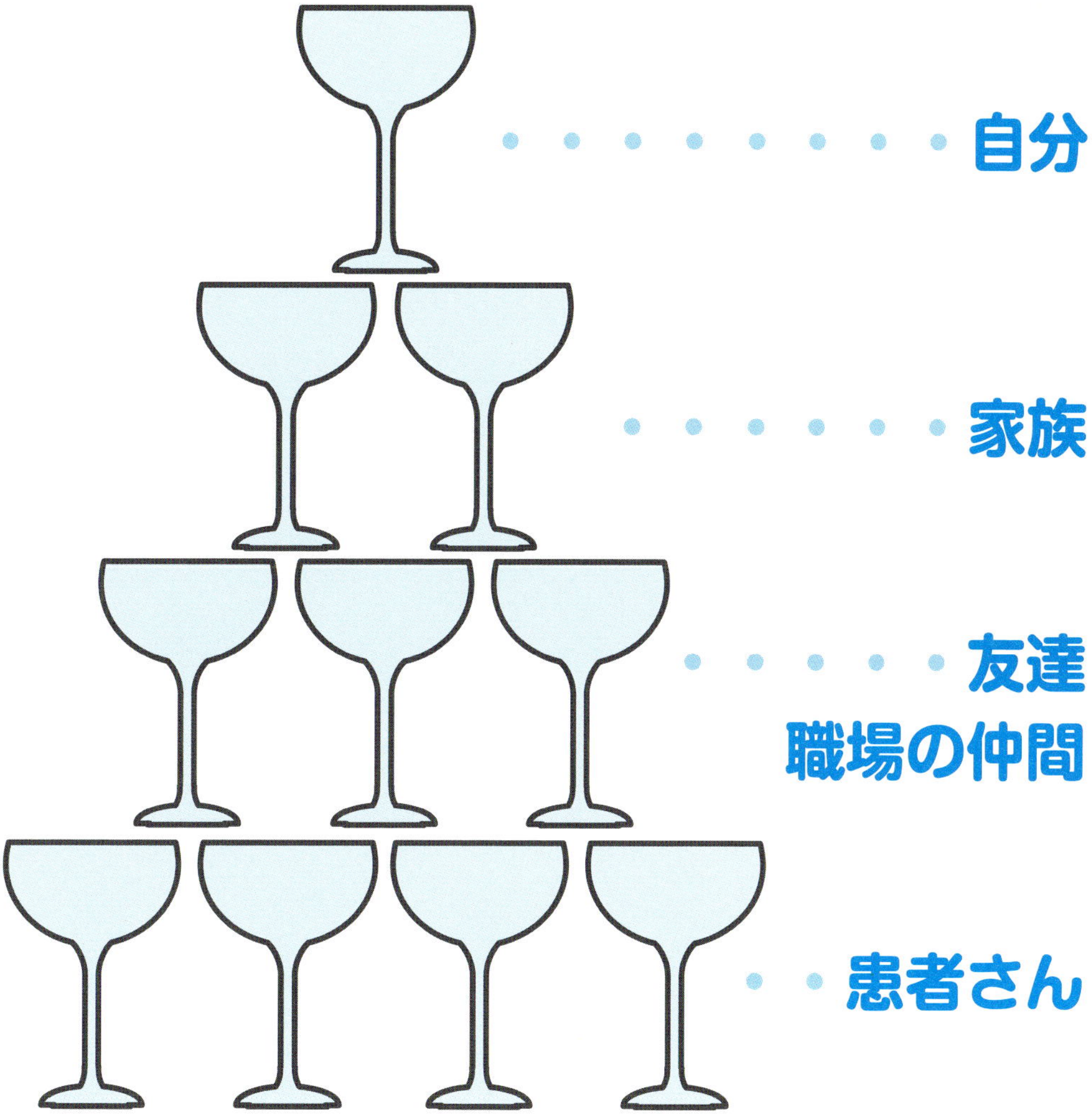

「シャンパンタワーの法則」。注ぐ階層で幸せが行き届く人数が異なる。

「しつもん」3つのルール

質問者が「しつもん」を投げかける場合に守っていただきたい3つのルールがあります。これはとても大切なことなので必ず守ってください。それは、

① 答えはどんな答えでも正解
② 答えは出なくても正解
③ 答えはすべて「いいね！」と受け止める

この3つです。

「何だそんなことか」と思ったあなた。意外と難しいので注意してください。なぜこの3つのルールを守る必要があるのかをお話ししていきます。

①答えはどんな答えでも正解

コーチングにおいてはコーチは答えを持っていてはいけません。答えは相手が持っています。つまり相手の答えがすべてであり、コーチは相手をジャッジして「それは違う」などとさえぎってはいけないのです。伊

藤守さんの『コーチングマネジメント』（Discover 21刊）という本の中でも、人は話を聞いてほしいと言われると何かアドバイスをしなくてはとか、結論を出さなくてはなどという考えが先行し、相手が話している間に次何を話そうかと考えるばかりで本当に「聴けている」人はほとんどいないそうです。ましてやマンツーマンで面談をしているときなどは沈黙が怖いために慣れないうちは次話すことばかりを考えてしまいます。沈黙の後ほど大事な答えが出るものです。沈黙を怖がらず相手の答えを待ってあげてください。そしてそれをしっかり聞いて受け止めることが重要です。

②答えは出なくても正解

簡単な「しつもん」であれば直感的に答えは返ってきます。しかしいい〝しつもん家〟になればなるほど深掘りの「しつもん」を投げかけることができるようになります。そんなときは答えが出ないこともあります。もちろん少し待つ時間は取っていただきたいのですが、答えが出ないのは悪いことではありません。その瞬間その答えを出すのに必要な頭の整理ができていなかったり、今後起こりうることを加味せずには答えられない内容だったりということはよくあります。そんなときでも「いいよいいよ、無理に答えをださなくても大丈夫だよ」と声をかけてあげてください。すると相手も気持ちが楽になり、無理やり答えを出すこともなくなるでしょう。

③答えはすべて「いいね！」と受け止める

そして、いちばん難しいのですが自分の意図しない答えが出た場合にも「いいね！」と肯定することが必要です。「納得いってないな」とか「めちゃめちゃ嫌そうだな…」みたいな気持ちが顔ににじみ出てしまうようだと、相手は次から自分のなかの本当の答えを閉ざしてしまうものです。「受け取ったよ、肯定しているよ」ということを相手に伝えるには言葉と行動でわかりやすく示すことが重要です。その簡単な方法の1つが「いいね！」という肯定なのです。さえぎられずに話を聞いてもらえたうえに自分の意見を肯定される心地よさを味わった人は、次から生き生きと自分の意見を述べてくれるようになるはずです。

ここまでたくさんのことを書いてきましたが、お気づきの方もいると思います。ほとんどは何をやればいいというような事柄ではなく、院長自らの考え方のベースになることばかりでした。それはつまり「優秀なマネージャーの素養」なのです。

その素養を身に着けながらこれからお話しするようなことを行っていけばおのずと道は開けていくと考えています。

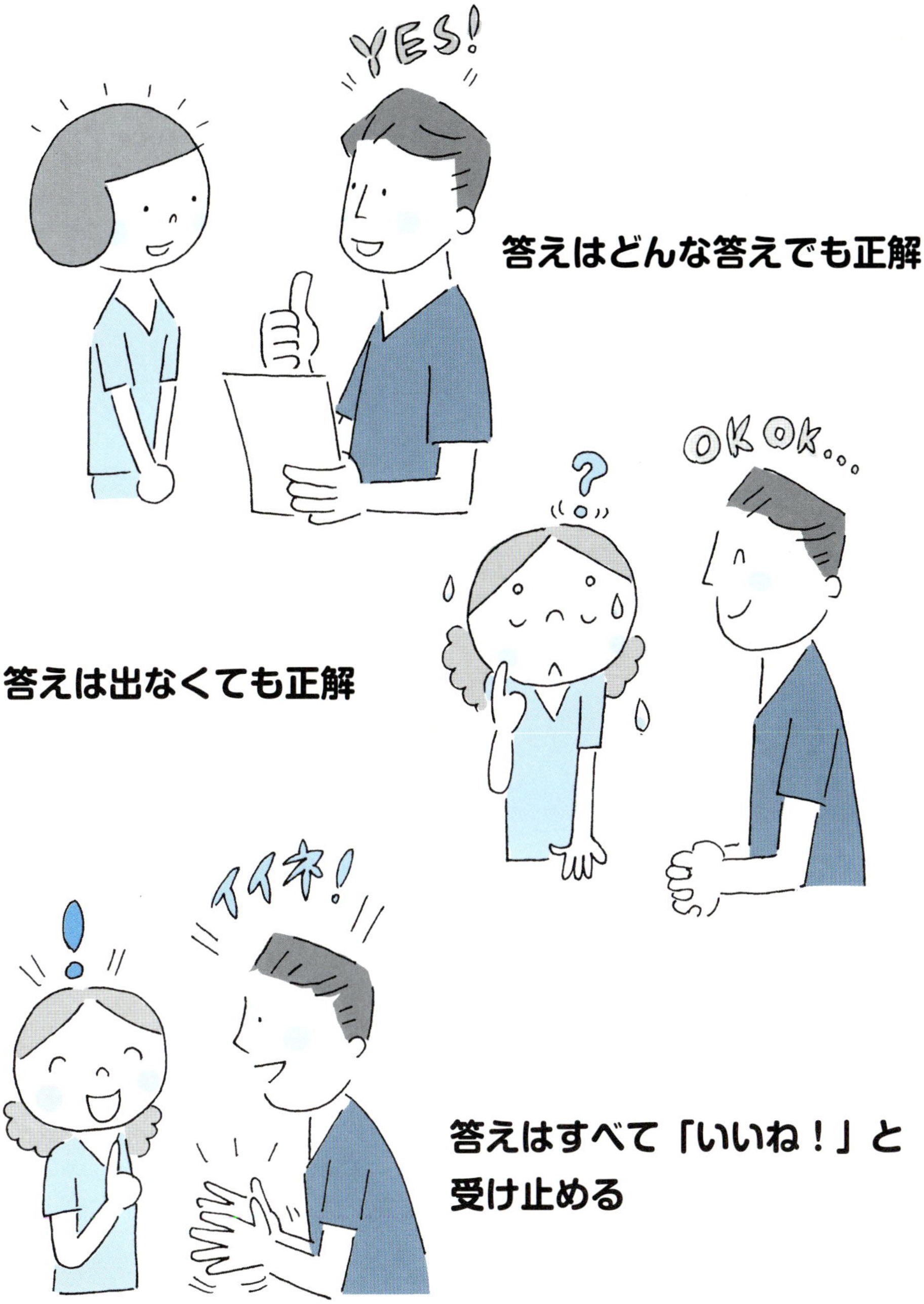
YES!
答えはどんな答えでも正解
OKOK...
答えは出なくても正解
イイネ!
答えはすべて「いいね！」と受け止める

「しつもん」3つのルール。

「しつもん」を使う

さて「しつもん」はどんな時に使えばいいのでしょうか。

「しつもん」はスタッフ一人ひとりの成長を促すのに有効な会話の技術になります。ですから、大勢の中で質問をしてもあまり効果は期待できません。つまりマンツーマンの面談形式の場面に使います。そんな場がないという方がほとんどだと思いますが、当院では現在30名のスタッフに対し、週3名とそれぞれ30分間診療を切ってマンツーマンの面談をする時間をとっています。つまり約2か月半に一度あえてマンツーマンの対話の時間を確保しているのです。

そんなこと必要がないと思われる方もいるかもしれません。しかしシステムを変えようとあれこれやっても、個人の成長がなければその変化のスピードは非常に緩やかになってしまいます。**医院の進化はスタッフ一人ひとりの成長にかかっている**のです。

ただ見守るばかりでも自然とスタッフは成長してくれるでしょうが、そのスピードが違います。慣れてくれば面談の中で、スタッフの表情や環境から不安に思っていることや、次の目標設定などを自然に引き出せるようになりますが、初めはなかなか難しいと思いますので、面談のネタになる「そのスタッフの評価」を手にして行うと内容が充実します。評価とは自分が思う評価以外に「他のスタッフからの評価」があると大変良いと思います。

当院では「パワーアップシート」と名づけてスタッフが自分以外のスタッフ、歯科医師の「良いところ」、「もう少しこうだったらいいのにと思うところ」をそれぞれ3つずつ書いてもらうアンケートを事前に行い集計してから面談に臨んでいます。そのほかに自分自身の「評価してほしいところ」3つ、「なかなかできない自分の課題」3つ、「現在の目標」3つを加えて提出してもらいます。それを集計するとスタッフ5人の医院であれば4×3で12個ずつの「良いところ」、「もうちょっとのところ」が集まります。ここでは院長の分も書いてもらいましょう。その良いところに関しては集計して張り出します。自分へのプラスの評価というのはモチベーションを上げるのに最高の効果があります。そして自分以外のスタッフのプラスの評価を知るということも「私もこうならなくちゃ」とモチベーションにプラスの効果があるのです。

また、「良いところ探し」にもなります。ある子の思ってもみない点に皆のリスペクトが集まっていたりすることがよくあります。それを知るとまったく見る目が変わり、「ほんとだ！ すごい」と感じるようになりますよ。

自分に対する「良いところ」は照れ臭いですが、素直に喜びましょう。調子に乗りすぎるのもいけませんが、曲げてとらえず受け止めることが大切だと思います。

パワーアップシートの例

回答者：3年目の歯科衛生士

【自分の反省】

(1) 今年がんばった点 → SRP で中等度の歯周炎を治せるようになってきた
(2) 自分のできていないところ → プラークコントロールが改善しない患者さんに対する TBI がなかなかうまくいかなかった
(3) 目標 → TBI のスキル向上、そのための本を読む

【個人評価】

すごいと思う点

<院長> → いざという時頼りになる、治療が早い
<コントローラー先生> → 歯周病に詳しく、色々教えてくれる
<アナライザー先生> → 外科処置が早いし上手い
<プロモーターさん> → とにかく明るく場が和む
<サポーターさん> → 消毒コーナーの整理整頓がすごく上手

もう少しこうだったらと思う点

<院長> → 機嫌のいい時と悪い時の差が激しい、インカムで呼んでもなかなか来ない
<コントローラー先生> → 治療の時間が伸びて次の患者さんを待たせることが多い
<アナライザー先生> → 患者さんが立て込んでくると怖い
<プロモーターさん> → 消毒室での話し声が大きすぎる
<サポーターさん> → 声が小さくて聞き取りづらい

褒められてうれしい言葉は何ですか？

３章　まとめ

（１）どんな企業体でも多くの人格が集まって共同作業をするわけです。その時、お互いの考えが合わない状態を続けるのは非生産的であると言えます。お互いの理解を深めるために「違う人格を認める」という作業が必要で、４つのタイプ分けは大変参考になります。

（２）「しつもん」は相手の成長を促したり、問題点を脳内で整理させることができます。しかし非常に難しいスキルなので、まずは沢山のしつもんに自分で答えてみましょう。その中でどんな質問が効果的か徐々に理解ができると思います。手始めにこの本のしつもんに真摯に答えてみてください。

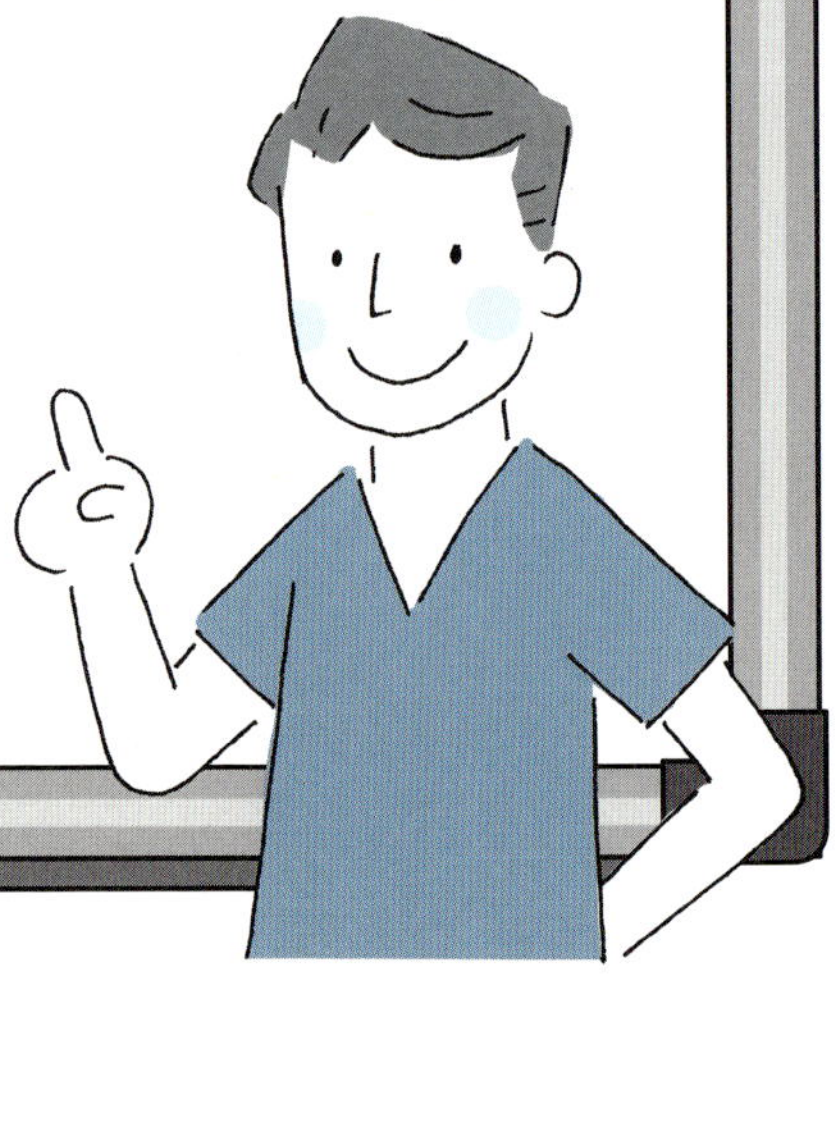

4章

やるべきこと

フィードバック

突然ですが、先生方は企業などの窓口に苦情の電話をかけたことがあるでしょうか？　電話口のオペレータは「ご意見ありがとうございます。今後のために生かしてまいります」と言ってくれます。これは消費者からの苦情や意見が会社の改善、成長に大きく役立つと知っており、真摯に受け止める企業の姿勢なのです。歯科医院もそうですし、個人レベルでも同じことが言えると思います。人は自分の弱点を真摯に受け入れ改善することで成長していくのです。

ですから、言いにくくても個人面談の際に「もうちょっとのところ」を本人に伝えています。ただし、何も準備がない人にこれらを唐突に告げると、内容に対し怒りの感情を生み出させてしまいます。また誰が言ったことなのかは絶対に公開してはなりません。そんなことをしようものならその怒りの矛先はそれを書いたスタッフ個人に向けられ、スタッフの関係性は最悪の状況になるでしょう。必ずこれを伝える際には「これらの意見は君が成長するために大変有益なものであるということ」、「なんだと！　ではなく、それを言われてしまうのは何故なのか真摯に受け止める心の準備がいること」を伝えその意見を受け止める準備をしてもらってから一つひとつていねいに伝えましょう。その際に「しつもん」を交え「どうやったらそう言われなくなると思う？」などと改善の糸口を探し、「すぐできることって何かある？」と聞いて行動を促すということを是非やってみてください。

さて、「もうちょっとのところ」を唯一誰が言ったか知っている状況でそれを読まなければならない人がいます。それは院長本人です。これは正直言ってこたえます。

以前は自分のもうちょっとの部分には触れずに面談をしていた時期もありました。本人を目の前にそれを読むと平常心で面談ができなかったからです。けれど、3年ぐらい経ってフィードバックに慣れてきてからは、必ず面談相手が伝えてくれた自分の「もうちょっとのところ」を取り上げて、具体的に意味合いを確認したうえで「ごめんね、気を付けるようにします」と真摯に受け入れて本人に伝えるようにしています。多少言い訳することもありますけどね……。

慣れないうちは怒りもこみあげてきますし言い訳もしたくなります。しかしこのフィードバックに対し院長こそ心の準備をし、真摯に受け入れ、改善の努力をすることが求められます。確実に伝えたはずなのに何の動きもないとスタッフから「何を言っても無駄だ」と見限られてしまいます。

スタッフの成長以上に「院長の成長こそが医院の最も効果的な改善」なのですから。

素直になれないのはどんなことですか？

進化し続ける医院とは？

あなたが開業したのち数年後、最新の設備を整えた新規の歯科医院が隣にできたとしたらどうでしょうか？　動揺しますよね。ご自身が開業されるときその時点での最新の設備、最新の技術、材料知識を携え意気揚々と開業するとします。しかしその後、ただ毎日来る患者さんを診て10年が経ったらどうでしょうか。10年前の時代遅れの医院になっているでしょう。20年それを続けたらもう過去の医院になっています。そうならないためにはどうしたらいいのでしょう。

講習会に行き最新の治療法を学び新しい材料を買って使ってみる。たまに新しい機械を買う。それぐらいでは現状維持が関の山です。スタッフが満足する医院はそんなレベルの歯科医院ではないのです。**地域で一番輝く歯科医院に勤めることがスタッフたちのプライドにつながりはしないでしょうか？**　毎日医院が進化していくとそのうち競合にヒントがなくなるほど成長していきます。そうなると、その時点でのアベレージな新規開業他院を恐れる必要もないほどの支持をいただくことができ、同時にスタッフにやりがいと誇りを持たせることができるのです。

最新の設備投資も軽視してはならないのですが、それ以上に院内の流れや患者さんとのコミュニケーションなどの細やかなサービスで、シームレスな心地よさを提供できるまでになるのです。そこへは高価な機械を買うような投資もありません。ファンを作れるのは医院そのものではありません。患者さんは「CTのある医院へ行きたい」と言って医院を選んだりはしないのです。

院長の時間をスタッフと自分に掛け、人に投資をしていくことで、そこで働くスタッフたちがファンを作り出していくのです。

歯科医院が乱立する群雄割拠の現代に地域で一番のキラキラした歯科医院になれば、そこで勤務するスタッフたちはそのキラキラした歯科医院に勤めていることを誇りに思うでしょう。そんな歯科医院にする唯一の方法は「毎日新しい医院に進化し続けること」なのです。そんなことできるわけないと思う方もいらっしゃると思いますが、できるんです。では何をすればいいのでしょうか？

最近変わっていないシステムは何ですか?

ミーティングのすすめ

皆さんの医院では「どんなミーティング」を「どれくらいのペースで」していますか？　私が言っているのは今日来る患者さんの情報共有や今週の予定を発表するようなことではありません。私は「今の医院の問題点」や「もっとこうなったら良いのに」、「患者さんからいただいたクレームについての改善」というような**医院のシステムを改めるためのミーティングを本来のミーティングと考えています。**「そんなのしょっちゅう出てこないよ」と思われている先生方はちゃんと探していないだけかもしれませんよ。当院では月に1回は上記のような問題点を議題に挙げ、その改善について90分のミーティングを続けてきました。その結果、手前味噌ですが進化に進化を続け他の歯科医院に参考とするものがなくなるところまで成長してきたのです。

まず、ミーティングは昼休みや診療後に行わない方がいいと考えています。「医院を進化させる中枢の会議は診療を切ってまでやるんだ」という院長の本気度を示す必要があるのと、実際ミーティングは仕事ですので、昼休みや診療後に行うとスタッフの不満が募り参加するモチベーションに大きく影響してしまうからです。

次に、ミーティングの重要性をスタッフに理解してもらう必要があります。すべての歯科医師、歯科衛生士のアポイントをカットして行うからには数万円の減収を覚悟で行っていること、考えてきてほしいことや準備してきてほしいことをきちんと用意していないと皆に迷惑がかかることなどをしっかり理解してもらったうえで参加をしてもらいます。ミーティングは最初にその月の司会を決めます。司会はローテーションとし、院長以外の歯科医師、歯科衛生士、歯科助手の職種にかかわらず全員ローテーションに入れます。同時に書記とミーティング中にかかってきた電話の対応をする電話当番を決めておきましょう。

そして、ミーティングの2週間前にはおおむねどんな内容について行うかを決めておきます。こんなことを話し合ってもらいたいという議題が院長の中にあれば、その理由や、それが改善された時の患者さんやスタッフのメリットを説明し議題にしていきます。もし議題が決まらなければ1週間前までに全員から議題を募ります。そこで司会と院長の二人で議題を決め周知します。次に、どんな形で結論を出すのか、どんなことを考えてきてほしいかを考え、少なくとも2日前までにその内容を文章で通達し当日に臨むようにしましょう。たとえば「クレーム」についてだったらどんなクレームがあるのか、具体的なクレームの内容を事前に周知し、原因と解決策をそれぞれ2つずつ考えてきてもらうなど具体的な指示を出します。

90分のミーティングであった場合、5分ほどの趣旨説明の後、初めの40分で各自が考えてきた案のシェアと説明を行い、班ごとに意見をまとめ、20分ほどで発表します。最後に挙手による選挙で結論を出すために20分の時間をとるなどタイムスケジュールを細かく決め、その時間内である一定の結論とやるべき行動が決まるところまで話し合い、最後にまとめとして5分ほど時間をとるのもいいでしょう。その後は、結果を書面で張り出して医院のルールにしていきます。

班に分けるのは、スタッフの人数が増えてきたときに全員車座になって話そうと思っても意見を出す機会が減り、積極性のない人からの発言が望めなくなってくるためです。班を作る場合最小単位は2人です。ダイアード（2人）は必ず全員から意見を出してもらう場合に有効です。2人組で片方が発言しないわけにはいかないですからね。しかし私のオススメは3～5名です。発表者、タイムキーパー、班の書記を決めると3人必要になるのと6人以上では発言の回数や量が少なくなってしまい、2人だと班の数が増えすぎて、結果のシェアに時間がかかりすぎてしまうからです。全体が6人なら3人組2つ、10人なら3、3、4人、15人なら5人組3つもしくは4、4、4、3人など人数に応じて班分けをし、できるだけ皆からの意見を吸い上げ結果に反映していくことが有効と考えます。班分けは、議題によって歯科助手、歯科衛生士、歯科医師の職種別に集まって意見をまとめた方がいいのか、班に各職種がまんべんなく含まれるように分散させた方がいいのかをミーティングが始まる前までに院長と司会が相談し終わらせておきましょう。毎回同じメンバーで馴れ合いにならないように配慮することも必要です。班分けをその場でやろうと思うと意外と時間がかかってしまい議論にかける時間が少なくなってしまいます。

また、結論の出し方について先ほどの挙手制は1つの例です。ポストイットにすべての意見を書き出し、簡単にできそうな改善と、お金がかかったり時間がかかりそうな意見に分けていって、最終的に効率的で素早くできそうな意見に絞る方法や、有効な意見を3つ以内に絞ってから院長が医院の状況に合わせた判断で決める方法など結論の出し方はさまざまです。どんな結論の出し方がうまくいきそうか司会とよく相談して決めていきましょう。

院長ももちろん議論に参加するのですが、自分の意見を押し通すような参加の仕方は良くありません。あくまで院長も歯科医師の一参加者として意見を述べるようにしましょう。

さて、司会のローテーション制にも意味があります。司会をすることで、ミーティング中の仕切りの大変さだけでなく、その前の準備にも労力を要することを体験できます。そうすると、一度司会を経験したスタッフは司会以外の立場で参加する場合も準備してくれている人への感謝や敬意を持つことができます。どんな思いでその議題に絞ったのか、院長がどんな考えなのかというようなことを事前にディスカッションすることで、より前向きにそのテーマにかかわってくれるよき理解者となってくれることでしょう。

ミーティングが終わっても結論が出きらなかったテーマなどはその後も後追いをして結論を出すところまで行い、スタッフの前で発表します。結論はあくまで一時的なものです。やってみてやっぱりこのシステムはダメだとか、もう少しこうしたほうがいいとか、そんなマイナーな変更は毎日行われていき次第に医院の中に浸透していきます。このように、ミーティングを行うと毎日進化する医院になるというわけなのです。

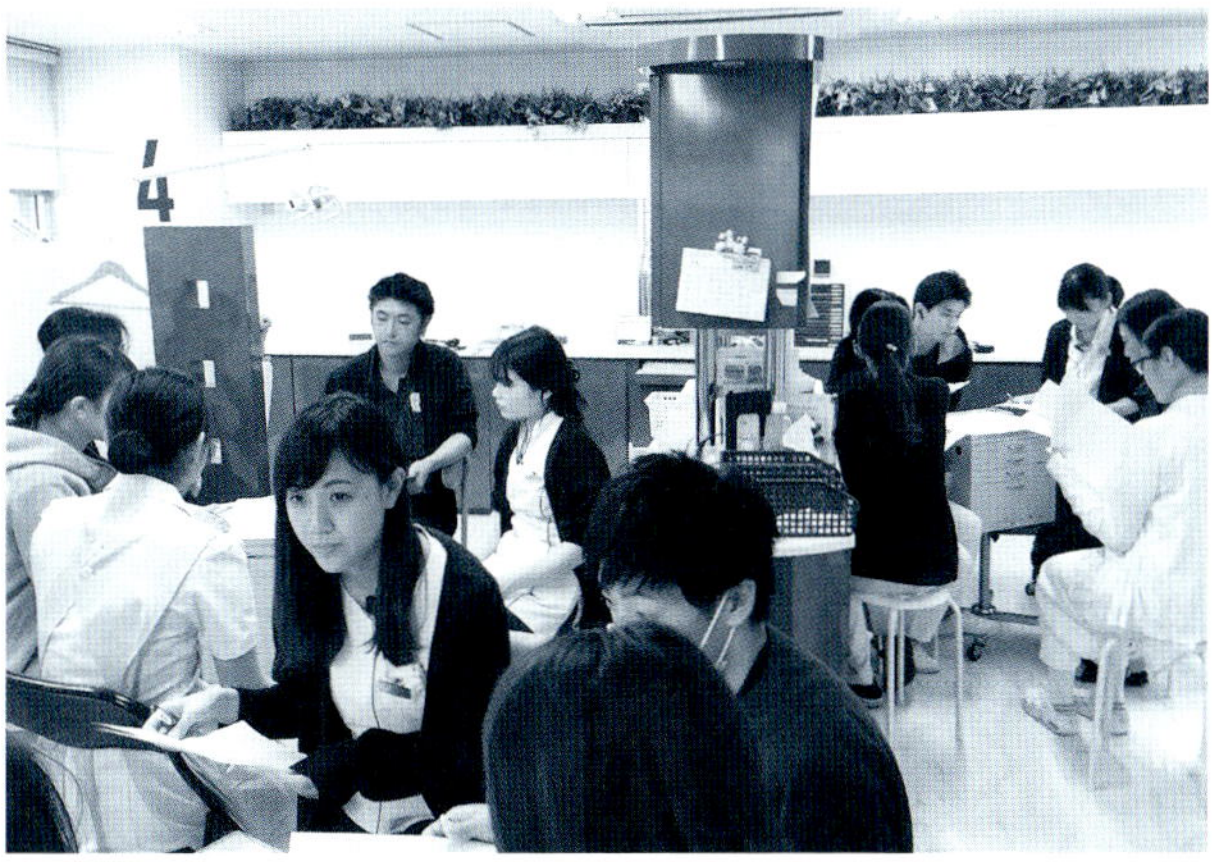

場合により職種を混ぜ、5人ほどの班に分けて意見を抽出する。

ミーティングの進め方

決まり

・ミーティングは昼休みや診療後などの勤務時間外に行わない
・参加するときは院長も1人の参加者として発言し、他人の意見をさえぎらない
・進行はできるだけ司会に一任する

手順（準備）

❶司会、書記、ミーティング中の電話対応担当を決める（当院では持ち回り）

❷タイムリーな議題があればよいが、ない場合にはスタッフ全員に議論したい議題を募り、少なくとも1週間前には議題を周知する

↓

❸どんなことを考えてほしいかを、ミーティングの2日前までに文章でスタッフに通達しておく（資料があれば事前に配布）

↓

❹その議題に対してどのような形で結論を出すか、会議の進行を予測し決めておく

↓

❺ミーティングが始まる前に班分け、下記のタイムスケジュールを決めておく

❻各班の進行役、書記、発表者、タイムキーパーなども決めておく

手順（当日～）

時間配分（例：90 分のミーティング）
❶趣旨説明 5 分
❷各班に分かれてディスカッション 40 分
❸全体でのシェア 20 分
❹結論への議論 20 分
❺まとめ 5 分
❻まとまらなければ後日、司会と院長で結論を報告
（必ず結論が出るミーティングばかりでなく、考える機会をとるための会でもよい）

どうしたら良いミーティングができますか？

歯科衛生士のモチベーション

さて、ひとえにスタッフと言ってもその中には歯科衛生士、歯科助手、受付と大きく3つの持ち場があると考えています。それぞれ違ったことで承認の作業が行われているため、各職種のモチベーションの維持に何が必要かみていきましょう。

まず歯科衛生士ですが、歯科衛生士はライセンスを持った仕事ですので、そのライセンスの中で未熟な部分を成長させる期間が5年ほど必要だと考えています。ですから無理にその人にあった目標を用意しなくてもいいことがほとんどです。それに加えて、それぞれの実力に合わせ、後輩の指導係や実習生の教育係、歯科衛生士業務に必要な物品の在庫係、説明用の資料作成係や統括するチーフなどの役職を任せてみましょう。それぞれが感謝の言葉で承認し合える関係を築くことができるはずです。

歯科衛生士業務では、とにかく直接患者さんから「いつもありがとう」、「あなたがいるからこの医院に来ているのよ」などとありがたいお言葉をたくさんいただく機会があるので、承認欲求のためというよりは、仲間の歯科衛生士同士が役割をもって円滑にチーム運営をするなかで互いの感謝の言葉によってチームワークが上がり、個人プレーではできない「チーム力」を鍛えることができるようになるのです。

ここでは担当歯科衛生士制の当院の例を元にお話ししましたが、担当制ではない医院ですと患者さんからの承認の量が少し減ってしまいます。その場合、毎回患者さんも緊張していますし「私を担当してくれている」というような結びつきがなくなるので関係性が薄くなります。医院に感謝はしているものの、その日担当した歯科衛生士にその言葉が出るのは極めて稀なことになってしまいます。作業面でもいちいちカルテを見返し、どこがリスク部位なのか毎回チェックしないと見落としも多くなってしまいます。そのような理由で歯科衛生士の働き方として担当歯科衛生士制は私のオススメです。

また、当院では予防歯科の学会が設定している歯科衛生士コースを受講し、そこで認定歯科衛生士の認定を受けることも一つのハードルとして課しています。全員それをやってきているからこそ、先輩衛生士たちがその合格の後押しをしてくれるいい環境ができています。

院内の教育についてもそうです。同一のコースで習うことを院内の知識のベースに置いているので「フッ素の濃度は■歳までは○○ｐｐｍ」などというような統一の考え方がスタッフ間で確立していきます。それが院内での後輩衛生士の教育につながっていきます。

限られた人材を獲得することも医院の成長には欠かせないことですので、「辞めない」以前に選ばれる医院になるために**しっかりとした教育システムや、先輩衛生士の教育に対するリテラシーを育てておくことも必要不可欠**です。見学時にどのような雰囲気で見学者を迎えるのか、後輩が入ってくれるメリットを全員が理解しておくことも大切であると覚えておきましょう。

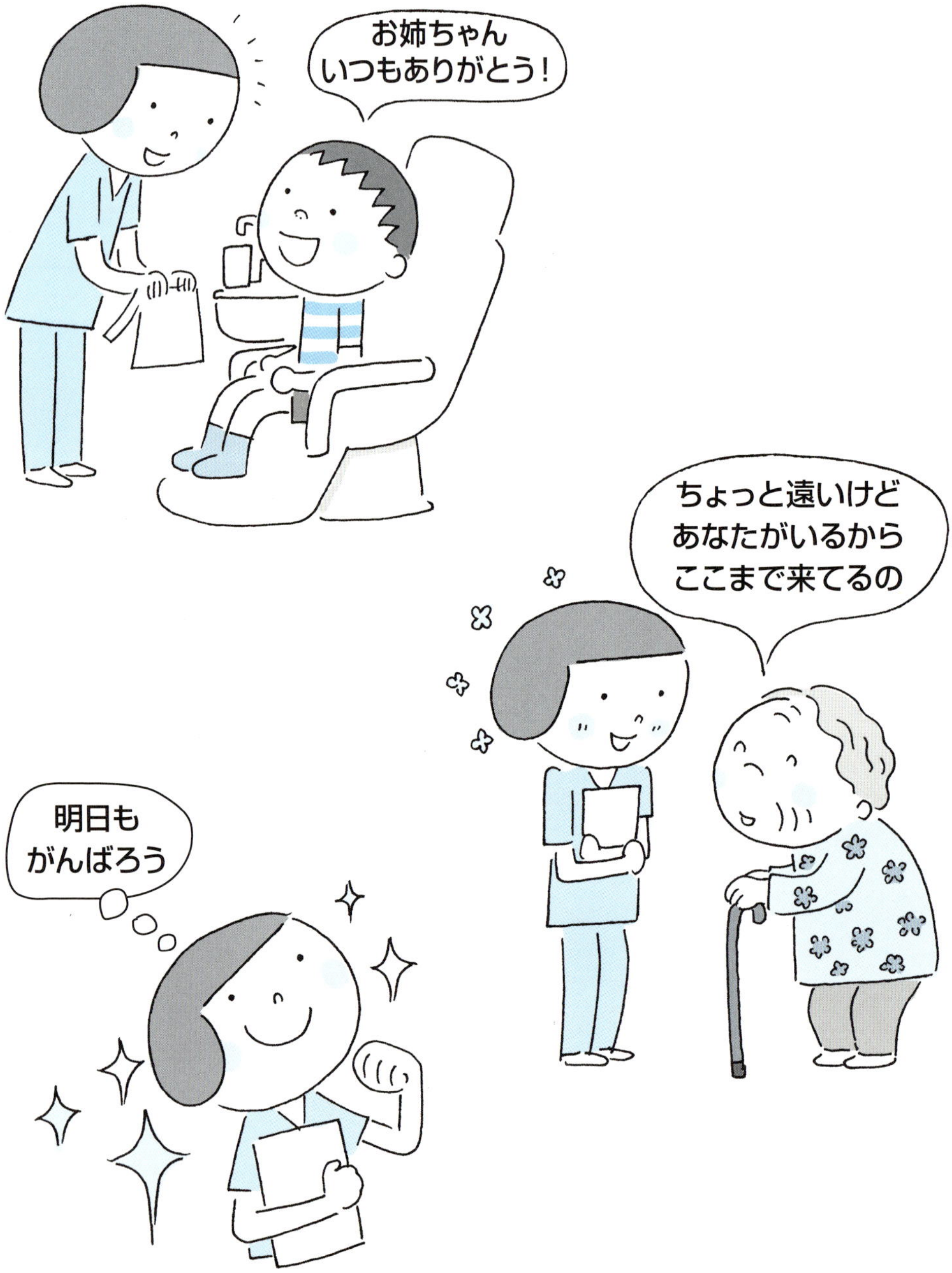
お姉ちゃん
いつもありがとう！
ちょっと遠いけど
あなたがいるから
ここまで来てるの
明日も
がんばろう

担当制では歯科衛生士の承認欲求が満たされやすくなる。

歯科助手のモチベーション
～分業から得られること～

次に歯科助手ですが、歯科助手のモチベーションを長くにわたって維持することは容易ではありません。先述のとおり、**もっとも大切なのは歯科助手が活躍できるフィールドを確保しておくこと**です。当院では、歯科医師、歯科衛生士、歯科助手の三位一体のチームがしっかりと機能し、その院内での格差をできるだけ取り払って「分業」できるようにしています。つまり歯科医師がいちばん偉いわけではないということです。

歯科助手がやりにくい歯科医師の診療の進め方は医院のシステムとしては障害になりますし、歯科衛生士であってもすべて助手任せというようなことも許されないわけです。もっとも効率よく患者さんのためになるシステムを構築するために皆が歩み寄り、協力していく必要があるのです。そういうことが浸透していけば決して歯科助手の仕事が雑用のような扱いになることはなく、この仕事は歯科助手の仕事というフィールドがあることで、歯科衛生士や歯科医師もその分野については歯科助手に聞くことになり、そこに感謝や尊敬が生まれます。そのベースになるのが「診療補助を歯科助手が担う」ということです。

もちろん口腔内の処置はできませんが、治療は歯科医師と歯科助手がやるもの、予防処置や歯周初期治療は歯科衛生士がやるものという文化にしていくと、歯科助手のフィールドを確保すると同時に、歯科衛生士が担当制で予防処置に専念できることにもつながります。限られた人的財産である歯科衛生士をもっとも効率よく活かせる方法の土台にもなっていくのです。歯科助手は診療補助の仕事をして3年もするとすべてできるようになり、もっと新しい事をしたいというモチベーションの高いスタッフが出てきてくれます。そのスタッフにはさらに複雑な矯正治療やインプラント治療などの準備やアシストも担ってもらい、その先には補綴装置のコンサルや勉強会での講師などを任せていくこともできるでしょう。

桃太郎の話の時にも触れましたが、一人ひとり基本的な仕事ができることの上に個人の能力を生かした何かを加えてあげると、ぐっとその人が生きてきます。何が合っているのかは一人ひとりの性格や前職のキャリアなどによっても違いますが、それを見極めてちょうどいいものがなければ作ってしまえばいいのです。

さて、歯科衛生士の場合予防の学会のコースに参加する話をしました。しかし歯科助手には、同様の位置づけとなってくれる場が現在もほとんどありません。歯科医師が自費率を上げたいがために補綴装置のコンサルを助手に任せるような高額なセミナーや、数十万円もするコースなど極端なものは存在するものの、本当にモチベーションが高い歯

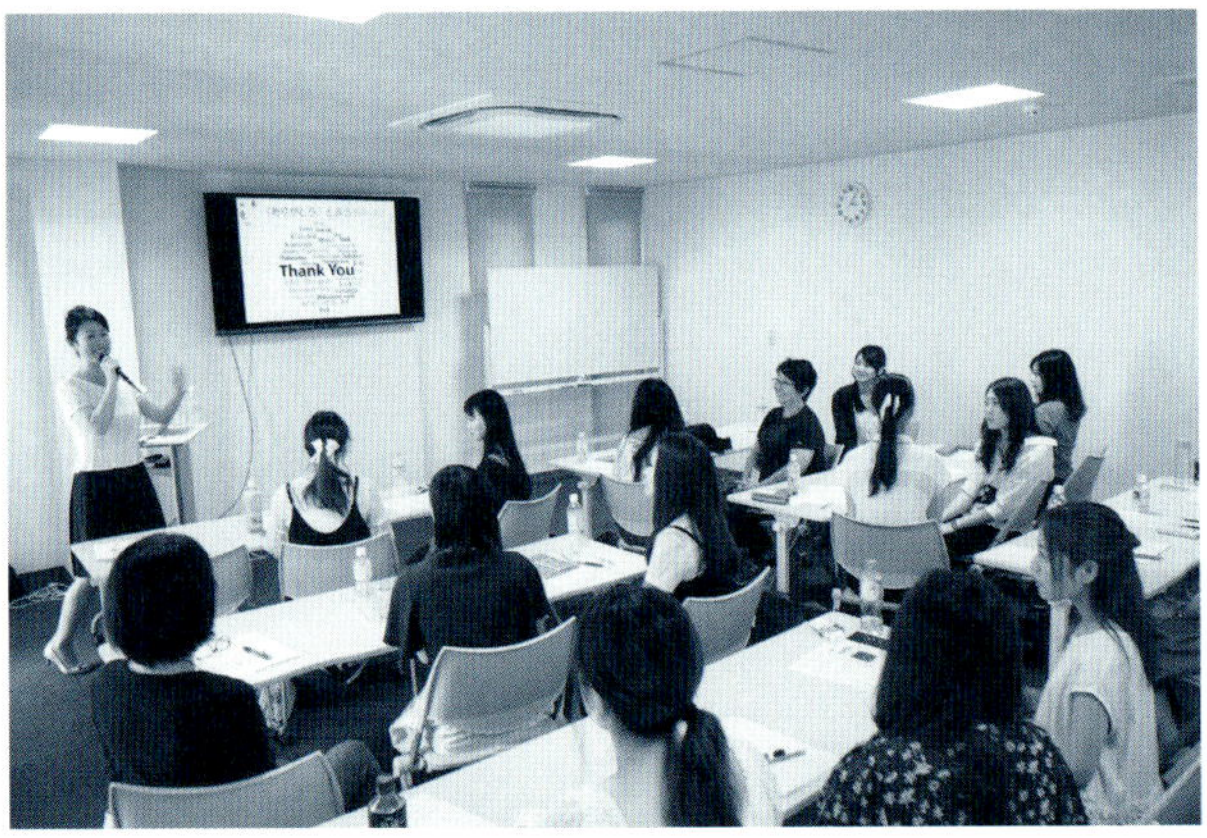

歯科助手だけが参加できるスタディグループ「SmileDA」。

科助手が自ら参加できる安価でお互いの情報交換ができるようなスタディグループが皆無だったのです。そこで2017年に当院の受付を10年務める高見由紀恵をリーダーにして、やる気のある歯科助手に参加を募り「SmileDA」（スマイル・デンタル・アシスタント）というスタディグループを立ち上げました。

これには高見の次のステップの仕事を作る意味もありました。それに、歯科助手は他の歯科医院の取り組みをほとんど知りません。そんななかで「そんなやり方あるの！」、「その問診票すごくいい！」などそれぞれの医院のやり方や工夫をシェアすることで、閉鎖的な医院から外を向き一気にたくさんの情報を取れるようになるのです。そこには高額な費用も必要ありません。自分と同じように大変な思いをしている仲間と話をするだけでもモチベーションは上がるのです。まだまだ認知度の低いスタディグループですが1回5，000円で4か月に一度開催していますので当院のHPからお探しになってみてください。歯科助手の顔つきが変わってきますよ。

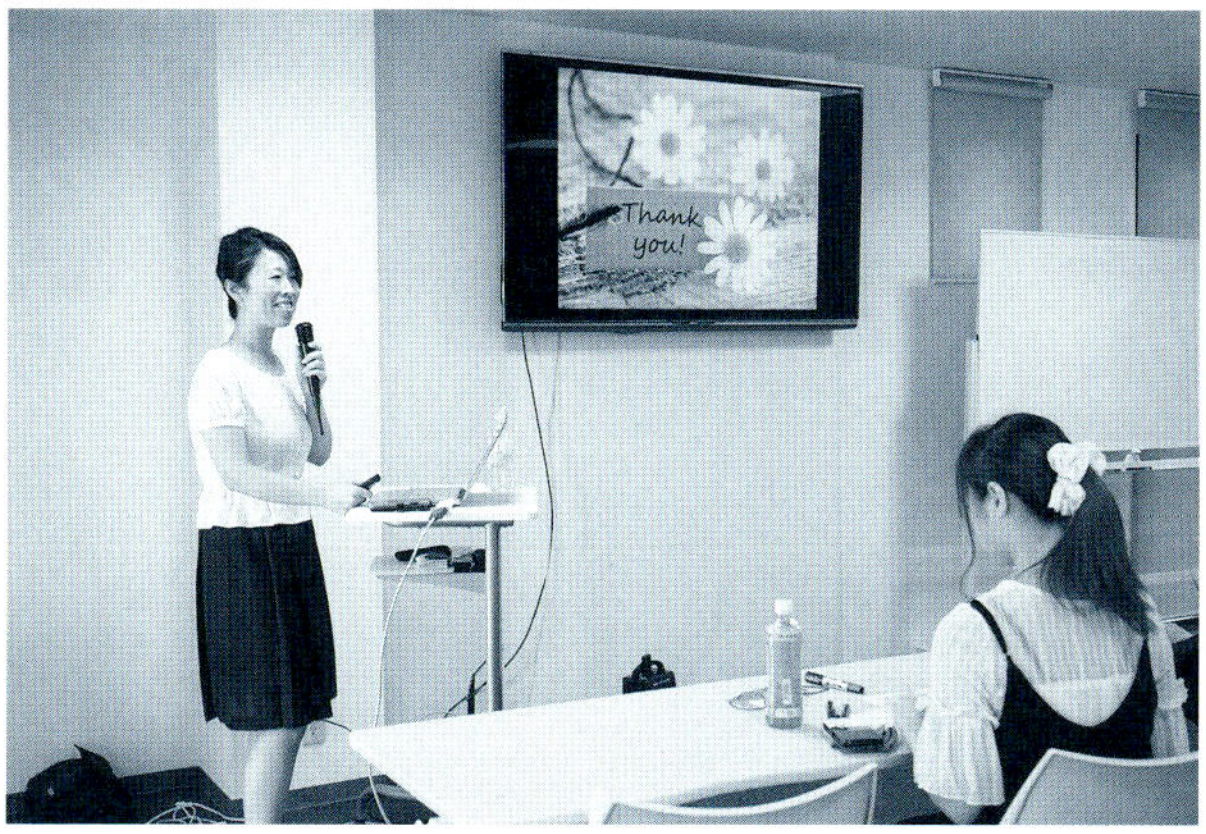

高見の次のステップの仕事となった「勉強会の講師」。

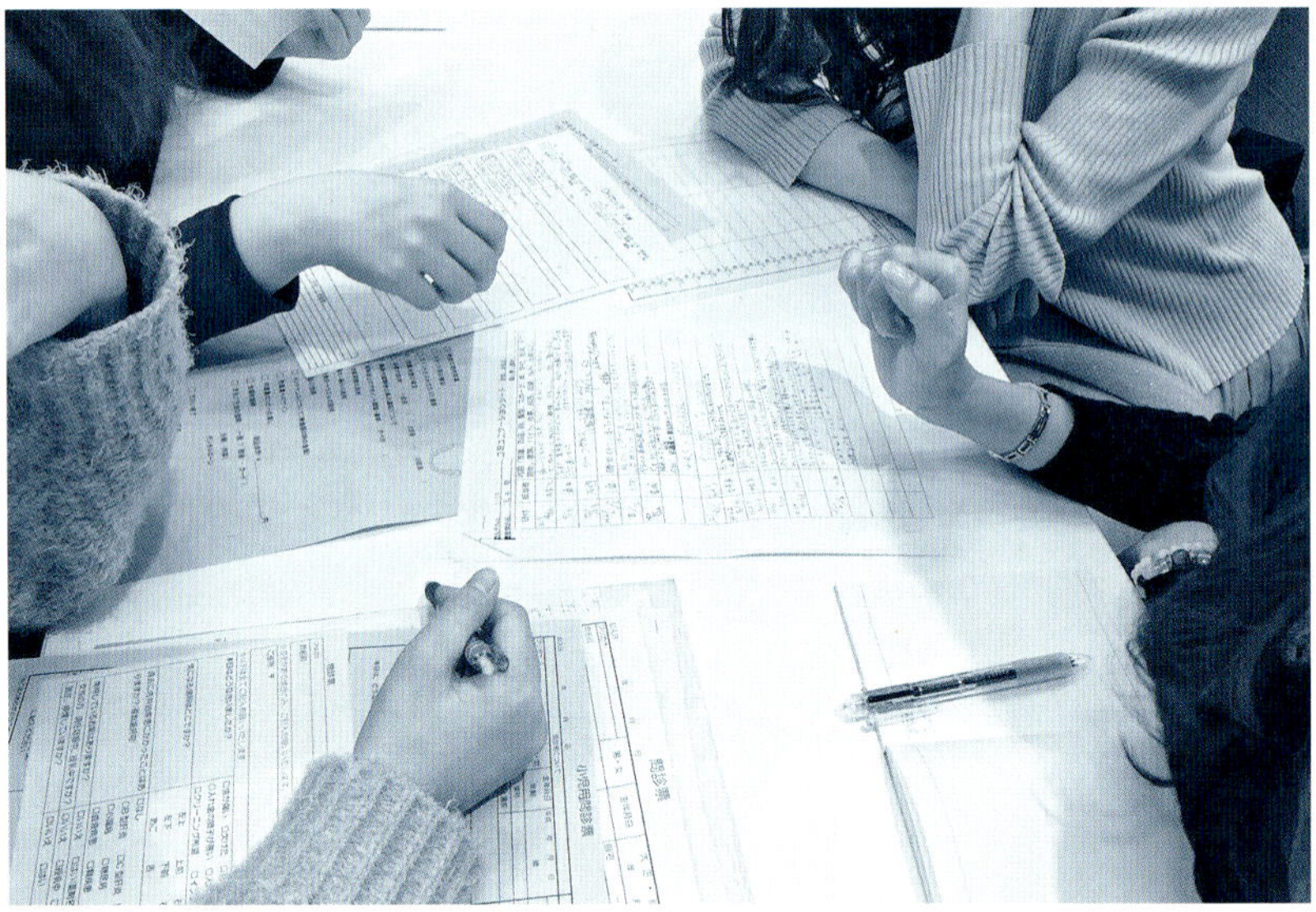

各医院の問診票を持ち寄り、良いところ・悪いところをシェアし理想の問診票を各自で作る。

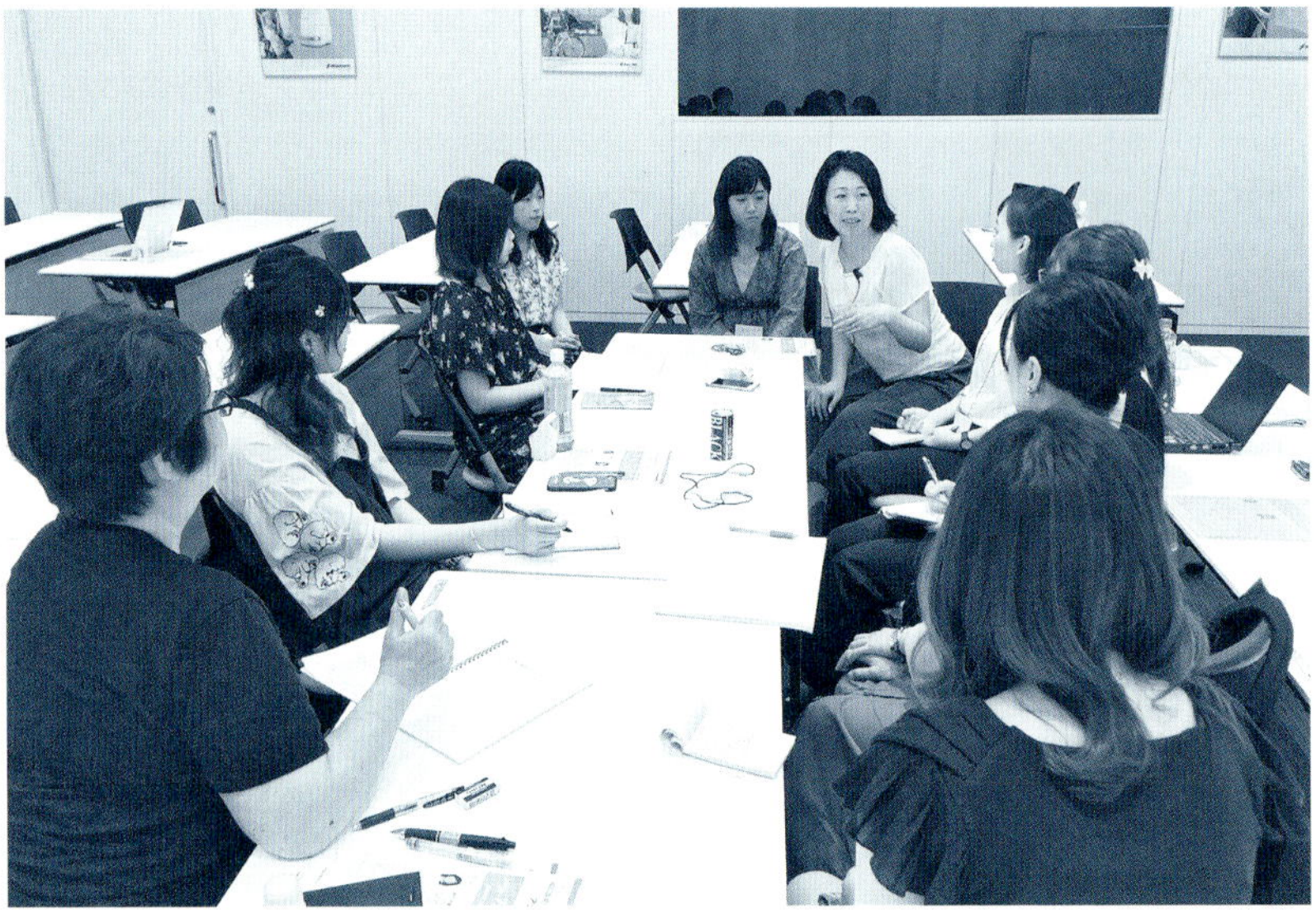

高見が講義をして聴講者が聴くというよりは、座談会のように参加者が持っている情報を共有していく。

各職種が対等でないことは何ですか？

４章　まとめ

（１）チームを活性化させるために具体的にやることはどんなことなのか。まずは自分が変わることです。変われと言われて変われないのが人間ですが、変わるためのヒントを集めることはできます。そのフィードバックに真摯に応える人間性を養いましょう。

（２）何もしていない医院は毎年退化しているのと同じと考えましょう。医院を発展させるには新しいことにどんどん取り組んでいく必要があります。年老いていく自分だけの意見では新しい時代の流れに乗り切れませんので、若いスタッフたちの意見も積極的に汲み上げ活発な議論ができるミーティングを行ってください。

（３）歯科衛生士と歯科助手のモチベーションの仕組みはまるで違うものです。それぞれの職種、または個人に合わせた承認の仕組みを作っていくことが大切です。

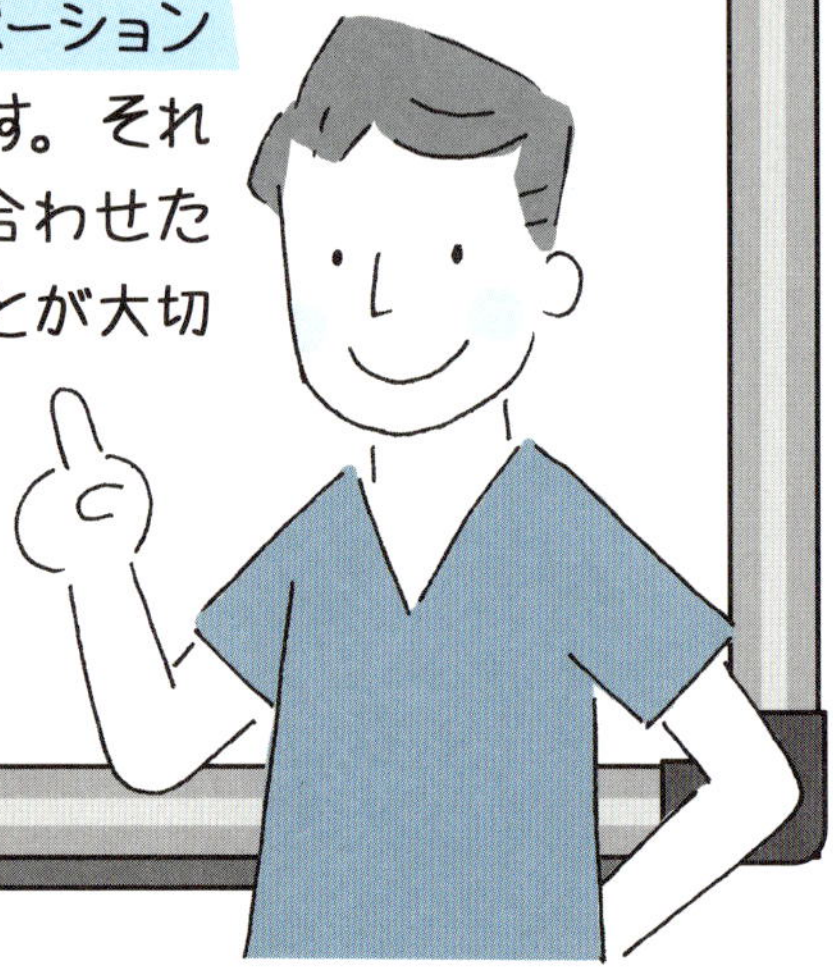

5章

振り返れば

スタッフが辞めてしまう時

スタッフが「先生、お話が」と言ってきたとき、皆さんドキッとしますよね。そうなる前にスタッフの異変や顔色なんかでほとんどの場合、退職の予兆はわかります。

「そんな素振りすらなかったのに……」と思われている方はスタッフのことを他人任せにしすぎかもしれません。入社間もない時には1週間、1か月、3か月ぐらいで「辞めたい」と感じるタイミングが来ます。いかにその時期を手厚くフォローしていくかにかかってくるわけですが、1週間目は、「イメージしていた仕事と違った」、「思ったより大変だった」、「医院の雰囲気が合わない」などが理由として挙げられ、そのイメージのズレを細かくコミュニケーションを取ってフォローする必要があります。**初めは3日に一度ほどの面談が理想**です。

1週間を過ぎると次は1か月の壁です。「何度も教わるのに専門用語が覚えられない」、「先生の指示に緊張して焦ってしまう」、「通勤が遠くてきつくなってきた」などがあります。この頃になると1週間に一度ほどの面談か、仕事の合間に立ち話でヒヤリングをするぐらいでもいいかもしれません。ヒヤリングの結果特定の誰かと合わないとか、萎縮してしまうといった意見が上がる場合は、その相手側のヒヤリングもしながら、教育係のマッチングを変えてみたり、あまり焦らせすぎるのも良くないことを説明したりして、スタッフ間の関係性にも気を使っていきましょう。**ここであまり新人側につきすぎると既存スタッフの不満**

もたまっていきますので、注意が必要です。

3か月目には早い人はしっかり馴染んでいますが、このころまだ問題を抱えているとしたらほとんどが「所属と愛の欲求」が満たされないパターンで、新しい人を迎え入れておいて無関心な態度はよくないこと」を既存のメンバーに説明していきます。再度「早いうちにタイプ分けを回答してもらい、どんな性格なのかのあたりを付けてコミュニケーションを取りましょう。ここから先はまんべんなく全員のメンバーと同じように少しずつコミュニケーションを取っていけば十分だと思います。しかしまったく面談がないと、家庭環境やライフステージの変化など突然のように思える告白に対処の間もなく退職となってしまうことがあるため、定期的に面談をすることで、それらをある程度把握することが重要だと思います。

今は面談に加えてSNSなどを使って個人と手軽にコミュニケーションが取れるため、利用するととても便利です。年齢の若いスタッフは年の離れた院長と面談形式で話をするよりも手軽にSNSで会話をするほうが好きなタイミングで返信できるのでいいようです。また文章にすることで一度感じていることを頭で整理することができるため、正確な返答が帰ってくることもプラスの効果と言えるでしょう。

しっかりと見ていても「結婚による転居」、「出産」、「体調不良」、そして「自分の飛躍のための転職」という理由においては仕方なしというところですので、笑顔で送り出し、その人生も応援してあげましょう。いくつか例を挙げると、歯科衛生士が活躍する当院で、介護福祉士の資格を持った歯科助手がいてその資格を活かして皆みたいに輝きたいと言って退職していったスタッフがいました。当時は介護福祉士の資格を院内で生かせる場を用意できませんでした。残念ではありましたが、当院の取り組みや、仲間の輝く姿に自分を奮起させ、「あるべき姿」に羽ばたいていくのを応援せずにはいられませんでした。

また他の例では、デザインがとても上手なスタッフが出産を機に退職し専業主婦になりました。彼女には家でできる仕事として院内のリコールはがきやセミナーのフライヤーのデザインなどを発注しています。当院は完全なプロに頼むより安価で暖かいデザインをもらえる一方で、彼女も内職のような小遣い稼ぎができ、お互いにとっていい関係を今でも続けています。

このように退職イコール喧嘩別れではありません。良い職場ほど、退職を決断したスタッフともずっと良好な関係が築けるのです。そのコミュニティーはどんどん広がり父の代から考えれば数百人に上ります。そのコミュニティーは紹介元となり当院を盛り上げてくれる効果もあります。パワハラ、マタハラなんて言葉も聞かれる昨今ですが、その人の人生を応援していればそのような問題は生まれてこないものなのです。

スタッフをどう応援しますか？

イベント効果

皆さんの医院では何かイベントのようなものを開催することがありますか?

当院では年に一度「キッズクラブの夏祭り」を催しています。その日は午前中に準備や飾りつけをし、午後の12~17時までをただ子どもたちに楽しんでいってもらうためのイベントをやるのです。これをやるのにはいろいろな意味や効果があります。その効果とは、

・子どもの歯科医院に対する恐怖心を取り除く
・地域への社会貢献
・新規の患者さんに医院の敷居をまたいでいただける
・職業体験
・日頃のご愛顧に感謝できる
・スタッフの結束
・準備時の仲間同士のコミュニケーション

以上のようなものが挙げられ、スタッフにもプラスの効果があることがわかると思います。

当院の場合このイベントを実施するまでに5月と7月にミーティングを行い、8月に開催します。「指の石膏模型作り」、「白衣姿の写真撮影」、「歯医者さん体験」、「デコハブラシづくり」、「ハミガキゲームア

プリ」、「歯磨き指導コーナー」、「むし歯紙芝居」などなどさまざまなことを毎年いくつか選んで開催します。

各ブースの担当を決めそれぞれの企画を細かく練り準備をします。飾りつけ、全体の流れ、ブース内の流れ、ウェイティングのしかた、持ち帰るものがある場合は渡し方などを決めた後、各ブース同士ですり合わせをしていきます。初めの2回ほどは準備もそれなりに大変ですが、ノウハウが浸透すれば3年目以降はスムーズに運営されていきます。子どもたちの楽しんでいる無邪気な笑顔を見ているととても癒され、パパママからは沢山の感謝の言葉をもらえ、ふだんの仕事では気づかないスタッフの意外な一面などたくさんの「気づき」が得られます。

もちろんキッズイベントでなくても構わないと思いますが、何かイベントを企画し皆で協力して開催することで、文化祭の準備で青春を感じながら仲良くなるように、結束力が上がっていきます。卒業したスタッフたちが子ども連れでイベントに遊びに来てくれるのも、OG達との触れ合いの場となっていて大変感慨深く感じます。毎年その日に撮る集合写真は、皆自然ではつらつとした笑顔で最高の1枚になります。昼休みに皆集合して無理やり撮る写真がいかに不自然なのかが良くわかりますよ。

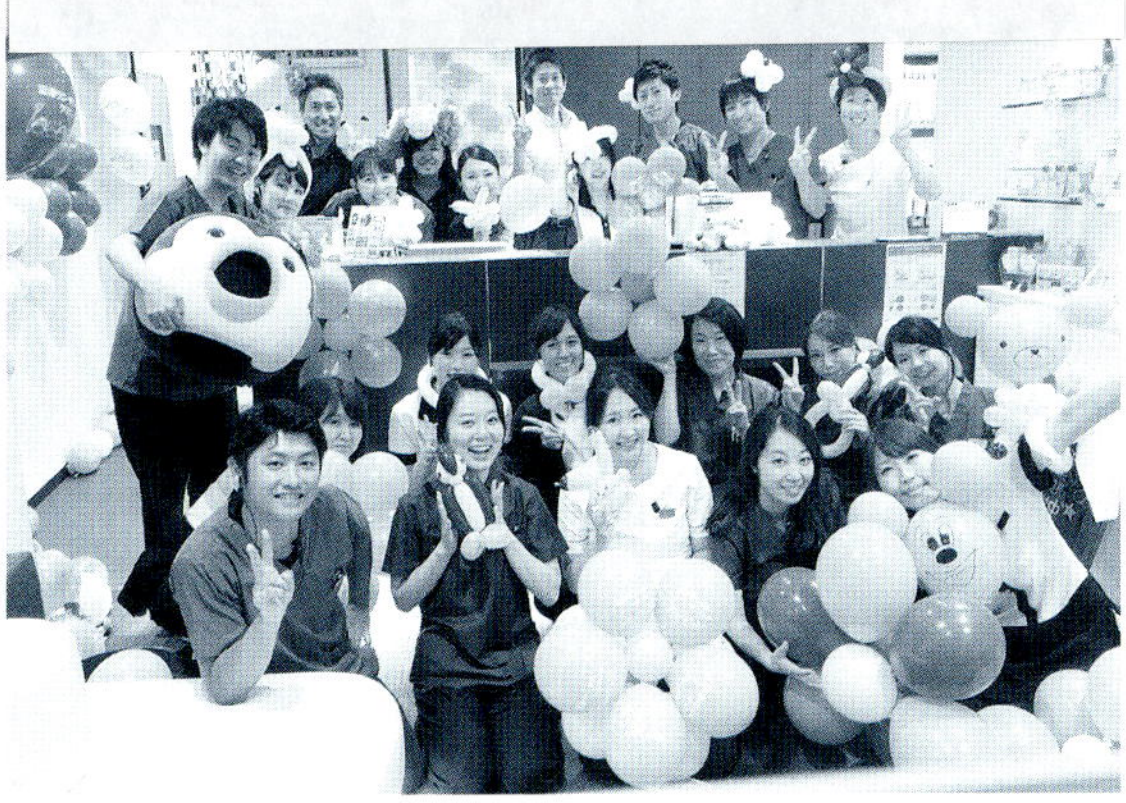

堅苦しいことは言わず、一人ひとりが子どもたちに楽しんでもらうためにがんばり、終わった後は晴れやかな笑顔で。

どんなイベントならできそうですか？

適度な温度

スタッフのモチベーションは1日単位の「周期の短いモチベーション」と、数か月または年単位の「周期の長いモチベーション」があると考えています。一昔前に流行した「居酒屋チェーンの元気な朝礼」のようなものは周期の短いモチベーションコントロールには一定の効果はあるのかもしれませんが、無理やり元気を出しても現実的な問題解決にはなりません。そして、熱すぎる関係性というのもついていける人が限られてくると考えています。

院長がやらなくてはならないのは周期の長いモチベーションのコントロールで「上半期中にもう少しコミュニケーションスキルを上げよう」など一人ひとりの温度に合わせて寄り添ってあげてください。そうでないとついていけない人たちは結局辞めていってしまいます。他院でメンタルを崩して辞めていく人を何人も見てきました。イベントなども、熱くやりたい人、そうでない人がいます。適度な温度で行うことで熱くやりたい人を支えることもできますし、冷めた人も置いていくことなく連れて進めるそんなチームを目指しましょう。熱くやりたい先生は少し押さえなくてはなりませんね。

みんながいつでもついていける
温度はどれくらいですか？

医院理念は必要か？

そもそも医院理念は必要なのでしょうか。結論から言うと、私は必要だと思っています。

医院理念はその歯科医院の存在意義、何に貢献しようとしているのか、あり方のようなものです。不況にあえぐ日本の企業の中で業績を伸ばし続けていた企業の共通点を研究した法政大学のチームは、その一つが企業理念であったことを報告しました。

院長がさまざまな経営判断を迫られたとき、医院理念を基に結論を出すことには大きな意味があります。さらにスタッフが誰にも判断を仰げないときや、人として医院としてどんな選択肢をとるべきなのか迷ったときにも、医院理念はその指針として働いてくれます。

医院理念は長々とわかりにくい言葉を連ねてスタッフを縛るためのものではなく、端的で合言葉になるようなもので十分です。あなたの医院をその本文に表現してみましょう。

ちなみに当院の医院理念は次のようなものです。

「私達は安心と信頼を基に地域に密着し、多様なニーズに対し真摯に応えるべくたゆまぬ努力をし感動を与えられる医療サービスを提供し続けます」

誰もあきらめない

現在の有効求人倍率は1・61倍、歯科助手求人倍率は6・45倍、歯科衛生士に至っては21倍という超人手不足時代になりつつあります。2021年には生産年齢人口（15〜65歳）が58％まで減少し、国の成長が低成長な場合でも580万人以上の人手不足が予測されています。最低賃金も右肩上がりに上昇し、東京では1，000円を超えました。そんななか、歯科医院も一般事務職、販売員、飲食の接客など他職種との人材の争奪戦が激化してきています。つまり歯科助手、歯科衛生士ともに応募は極端に減少してきていると言えるのです。ただでさえ少ない応募者の中からやっとの思いで採用したのに、すぐに退職してしまってまた募集を出す、といった悪循環をよく耳にします。

スタッフが15名を超えたあたりから当院が掲げているのは「誰もあきらめない」というテーマです。ある年、少数精鋭でなければならないチーム力しかない頃、どこに行っても「笑顔の優しい良い子」と言われるようなホスピタリティーの高い未経験の歯科助手が入ってきてくれました。しかしその子は物覚えが遅く、歯科医師のアシスタントにつくと緊張からあまり力を発揮することができませんでした。しかし仕事が終わればとてもいい子なのです。そんな彼女に対し私は、仕事がスムーズに進まないイライラからつい語調がきつくなり、挙句には「君、歯科助手向いてないんじゃないの？」という悪魔のようなワードを言い放ち退職に追い込んでしまったのです。それ以来、私の頭の中では、「なんであんないい子をうちに残せなかったのだろう」、「全部自分のせいじゃないか……」と、当時の自分の言動に懺悔の気持ちが消えることはありませんでした。

それから時が経ち、自らの「心」と「チーム」が成長した数年前から、どれだけできない子でもあきらめずに根気よく育てていってこそまともな経営者であると思い直し今に至っています。その後、とても似た雰囲気をもつスタッフの成長を2年以上見守り、今ではとっても頼りになる歯科助手に育ってくれています。

日本海軍連合艦隊司令長官・山本五十六の有名な言葉があります。

やってみせ　言って聞かせて　させてみせ　誉めてやらねば　人は動かじ
話し合い　耳を傾け　承認し　任せてやらねば　人は育たず
やっている　姿を感謝で見守って　信頼せねば　人は実らず

これには頭が下がりました。まさに人材育成の神髄であると共感せずにはいられません。この格言に至るまでの山本五十六の部下に対する歩み寄りが想像できるうえ、情報も少ない時代に傾聴、承認、信頼、感謝が育てる側に必要だと説いているのです。

前述した過去のスタッフに似た雰囲気のスタッフの座右の銘は「石の上にも3年」だそうです。辛抱を知らないのは私のほうだったと納得させられました。

限られた人材をしっかり育てていかなければ高いレベルを維持しながら医院を拡大することなど夢のまた夢です。心のゆとりをもちスタッフのことを家族のように思い人生を応援してあげることで、「誰もあきらめない医院」を作っていきましょう。

どんなスタッフをあきらめてきましたか？

5章 まとめ

（１） 当院と同じようなことをしていてもスタッフが辞めていく医院は多くあります。目をかけているつもりでも見切れていない場合もあります。一人ひとりに対する人間関係をしっかりと構築することと、情報収集をこまめに行い本人がストレスなく仕事ができているかを確認していきましょう。

（２） イベントやミーティングなど、「一緒に何かを達成する成功体験」には何にも代えがたい効果があります。しかしそういうことを全員がついていける温度でやることができないと精神的に参っていく人が脱落していってしまいます。全員が上手くやれる温度はかなり低めです。熱くやりすぎないようにしましょう。

（３） 歯科助手という仕事は画一的な仕事ではありません。型にはめてできない人は辞めてもらうというのは大変もったいないことです。その人にあった働き方を提案できるチーム作りを目指しましょう。

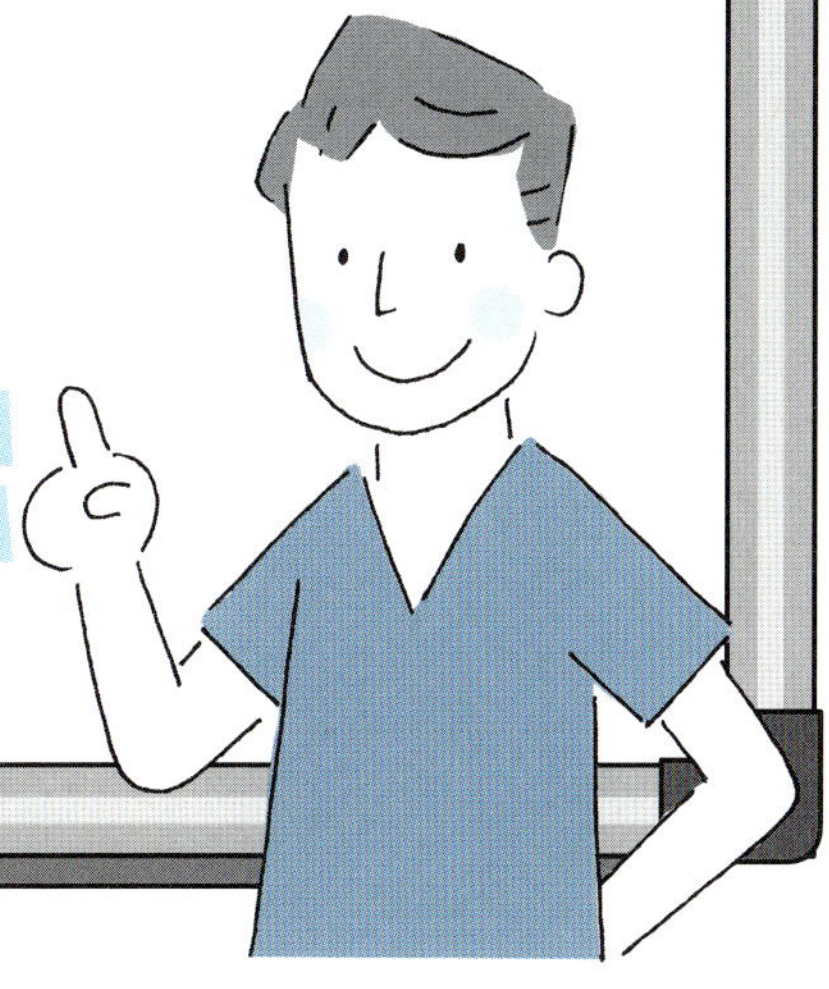

あとがき　～未来は今～

「先生の医院はスゴイですね、それに引き換えうちは全然新患が来るエリアじゃないので……」なんておっしゃる先生がいます。本当に場所のせいなのでしょうか？

私は医院なんてどこにあったって大して変わらないと思っています。いちばん大切なのはその医院がキラキラと輝いていることです。他と違う「何か」を患者さんは敏感に感じています。その「何か」をどんどん作っていくのです。今、他と代わり映えのしない医院は今まで何もしてこなかった結果です。それは患者さんにも、そしてスタッフにも対してもそうなのです。

今、一歩踏み出したその結果は来年出ます。そしてその次の月も、そのまた次の月も。一歩を踏み出さなかったら年月の流れに押し流されて退化していってしまうのです。毎日一歩、毎月一歩、毎年一歩、踏み出してきた足跡が今を作ります。そして、それをスタッフみんなで手を取り合って踏み出せる、そんな医院でもう一度歩みを始めましょう。そう、「未来は今」なのですから。

何から一歩踏み出しますか？

しつもん　回答欄

・この本を読み終わったとき、どうなっていたら最高ですか？

・あなたは医院でどんな時に「孤独だ」と感じますか？

・健全でない部分はどこですか？

・あなたの「人生最高の脇役」は誰ですか？

・スタッフは医院の何を応援してくれていますか？

・スタッフと鬼退治に行くならどう戦いますか？

・どんな時にモチベーションが上がりますか？

・コミュニケーションをとるために何ができますか？

・変えやすいものは何ですか？

・褒められてうれしい言葉は何ですか？

・素直になれないのはどんなことですか？

・最近変わっていないシステムは何ですか？

・どうしたら良いミーティングができますか？

・各職種が対等でないことは何ですか？

・スタッフをどう応援しますか？

・どんなイベントならできそうですか？

・みんながいつでもついていける温度はどれくらいですか？

・どんなスタッフをあきらめてきましたか？

・何から一歩踏み出しますか？

著者のプロフィール

沼澤　秀之（ぬまさわ　ひでゆき）
沼澤デンタルクリニック院長
一族に歯科医師が10名以上いる「歯科医師一家」に生まれ、自然と東京歯科大学に進学。2001年に卒業後、補綴医の父、兄と違う道に進むべく大学院では口腔外科学を専攻し歯学博士となる。都内の歯科医院勤務を経て2008年に父の経営する医療法人の分院長に就任するも、残業代を水増しする不正が横行していたことが発覚。既存スタッフ全員が自主退職となる波乱の船出となった。ユニット５台、総勢６名だった分院を10年で30名の大型歯科医院に成長させた。予防歯科とインプラント治療を軸に歯科医師、歯科衛生士、歯科助手、三位一体の医院づくりを目指す。医院づくり、インプラント関連で多数講演・執筆実績あり。
現在、兄の沼澤成文と医療法人博山会として「沼澤歯科医院」、「沼澤デンタルクリニック」、「博山歯科クリニック」、「デンタルクリニック沼澤」の４医院を経営している。

・日本歯科医師会会員
・歯学博士
・歯科医師臨床研修指導医
・日本ヘルスケア歯科学会オピニオンメンバー
・デンタルコンセプト21
・ストローマンガイド・プランニングアカデミー講師
・魔法のしつもん認定マスター

QUINTESSENCE PUBLISHING
日本

開業医だからこそわかる スタッフが辞めない歯科医院の作り方

2019年12月10日　第１版第１刷発行

著　　者　沼澤秀之《ぬまさわひでゆき》

発 行 人　北峯康充

発 行 所　クインテッセンス出版株式会社
東京都文京区本郷３丁目２番６号　〒113-0033
クイントハウスビル　電話(03)5842-2270(代表)
(03)5842-2272(営業部)
(03)5842-2273(編集部)
web page address　https://www.quint-j.co.jp/

印刷・製本　サン美術印刷株式会社

Printed in Japan　　落丁本・乱丁本はお取り替えします
ISBN978-4-7812-0719-3　C3047　　定価はカバーに表示してあります